# 小儿免疫力低中医调治与食疗

主　编
周　南

副主编
张红爱　任国强

编　著
安健峰　王克平　陈　一
任晓侠　邓慧玲

金盾出版社

## 内容提要

本书分五部分,详细介绍了小儿免疫力低的起因、表现和增强免疫力的调治方法,包括小儿免疫系统的发育特征、免疫力低的病因与表现、提高小儿免疫力的通常措施、食疗对小儿免疫力的保护、中医辨证调治提高小儿免疫力。其内容丰富,通俗易懂,科学实用,是指导年轻父母科学育儿的实用教材,也可供基层医务人员参考。

**图书在版编目(CIP)数据**

小儿免疫力低中医调治与食疗/周南主编.—北京:金盾出版社,2014.9(2025.7重印)
ISBN 978-7-5082-9467-4

Ⅰ.①小… Ⅱ.①周… Ⅲ.①小儿疾病—免疫性疾病—中医治疗法②小儿疾病—免疫性疾病—食物疗法 Ⅳ.①R593.05 ②R247.1

中国版本图书馆 CIP 数据核字(2014)第 108805 号

金盾出版社出版、总发行
北京丰台区晓月中路 29 号
邮政编码:100065 电话:(010)68276683 (010)68214039
河北文盛印刷有限公司印刷、装订
各地新华书店经销
开本:850×1168 1/32 印张:7.25 字数:157 千字
2025 年 7 月第 1 版第 6 次印刷
印数:20501~23500 册 定价:25.80 元
(凡购买金盾出版社的图书,如有缺页、倒页、脱页者,本社发行部负责调换)

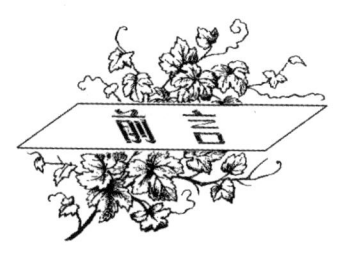

# 前言

　　小儿的生理特点是脏腑娇嫩,各器官功能发育尚不完善。因此,小儿对各种疾病的抵抗、防御能力较弱,易患各种疾病。为了提高孩子的免疫力,很多妈妈倾向于让孩子吃提高免疫力的药。如果长期将调节免疫系统药物作为保健品给孩子服用,将大大影响小儿上呼吸道感染的预防和治疗。而有些妈妈则总是过于关注孩子益智方面的问题,忽视了孩子身体健康状况。

　　小儿先天的发育状况对免疫力起着决定性作用,但后天的调养护理也很重要,如人类免疫系统的完善所需要的多种营养物质,可通过后天保健、调治而获得,以供提高小儿免疫力所需。

　　中医学认为,"正气存内,邪不可干;邪之所凑,其气必虚。"在调养过程中,注意保存、补益正气,邪气就没有机会侵袭人体;或者一旦外邪侵袭人体,体内的正气也会奋起抵抗,将外邪驱除,疾病就不会发生。生活中的一些简单方法,就可提高孩子的免疫力,减少生病的机会。为此,我们编写了《小儿免疫力低中医调治与食疗》一书,希望通过科学膳食、中医调治及保健知识普及等,帮助家长们提高孩子的免疫力,避免疾病的发生,让孩子健康成长。

作　者

# 主编简介

周　南

西安市儿童医院副院长，主任医师。陕西省"三五"人才，西安市有突出贡献专家，从事儿科临床工作30余年。

社会兼职：中华医学会儿科学分会成员，中国医师协会儿科专业委员会委员和儿童健康专业委员会委员，中国优 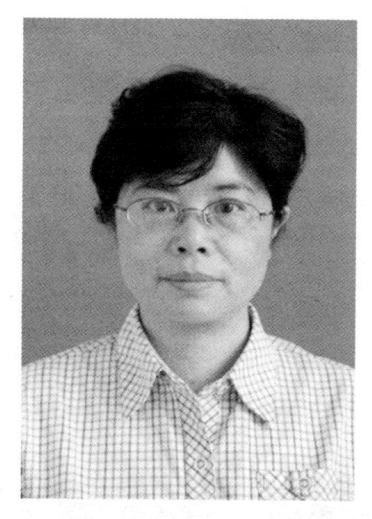 生优育协会理事，陕西省优生优育协会副秘书长、常务理事，陕西省医师协会理事，陕西省儿科学分会主任委员，陕西省预防学会儿保学分会副主任委员，西安市医学会儿童保健学分会副主任委员，西安市营养学会妇幼营养分会副主任委员。

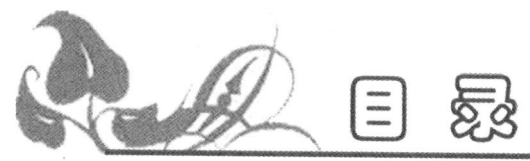

# 目录

**一、小儿免疫系统的发育特征** …………………… (1)
  1. 什么是免疫 …………………………………… (1)
  2. 免疫系统由几部分组成 ……………………… (1)
  3. 什么是免疫反应 ……………………………… (2)
  4. 补体系统与吞噬细胞的功能 ………………… (4)
  5. 小儿免疫系统发育有何特点 ………………… (5)
  6. 儿童非特异性免疫反应有何特点 …………… (8)
  7. 儿童特异性免疫反应有何特点 ……………… (9)
  8. 呼吸系统防卫功能有何特点 ………………… (10)
  9. 小儿呼吸系统解剖有何特点 ………………… (12)
  10. 小儿呼吸系统免疫功能有何特点 …………… (13)
  11. 人体免疫系统有何功能 ……………………… (14)
  12. 孩子的免疫力从何而来 ……………………… (16)
  13. 小儿免疫力形成和完善过程包括哪几个阶段
     ………………………………………………… (17)
  14. 什么时期是小儿的免疫脆弱期 ……………… (18)
  15. 什么时期是免疫力形成的关键期 …………… (19)
  16. 什么是主动免疫和被动免疫 ………………… (20)

17. 计划免疫包括哪些 …………………………… (21)
18. 小儿计划免疫接种的时间 …………………… (22)
19. 什么是免疫规划疫苗和非免疫规划疫苗 ……… (23)
20. 计划免疫注意事项有哪些 …………………… (25)
21. 疫苗接种禁忌有哪些 ………………………… (26)
22. 什么是疫苗反应 ……………………………… (27)

## 二、小儿免疫力低的原因与表现 ……………… (29)

1. 小儿免疫力低的原因有哪些 ………………… (29)
2. 什么是免疫功能低下 ………………………… (30)
3. 小儿免疫力低有哪些表现 …………………… (31)
4. 什么是免疫缺陷病 …………………………… (31)
5. 原发性免疫缺陷病有哪些特点 ……………… (32)
6. 如何预防原发性免疫缺陷病 ………………… (33)
7. 继发性免疫缺陷病的常见原因有哪些 ……… (34)
8. 小儿免疫力低的预警信号有哪些 …………… (36)
9. 如何预测小儿的免疫力 ……………………… (37)
10. 环境因素与小儿免疫功能关系如何 ………… (38)
11. 与小儿免疫功能密切相关的微量元素有哪些
    …………………………………………………… (39)
12. 为什么缺乏锌易导致免疫力下降 …………… (41)
13. 为什么缺乏铁易导致免疫力下降 …………… (42)
14. 为什么缺乏维生素 A 易导致免疫力下降 …… (43)
15. 哪些小儿容易缺乏维生素 A ………………… (44)
16. 小儿为什么容易患感冒 ……………………… (44)
17. 为什么小儿吃得过多易导致免疫力下降 …… (46)

18. 为什么小儿睡眠过少易导致免疫力下降 ……… (47)
19. 为什么小儿运动过少易导致免疫力下降 ……… (48)
20. 为什么小儿穿得过多易导致免疫力下降 ……… (48)
21. 为什么剖宫产的孩子免疫力低 ……………… (49)

### 三、提高小儿免疫力的针对性措施 …………… (51)
1. 如何提高剖宫产小儿的免疫力 ……………… (51)
2. 如何提高新生儿的免疫力 …………………… (52)
3. 小儿预防接种疫苗越多免疫力越强吗 ……… (54)
4. 提高小儿免疫力的误区有哪些 ……………… (55)
5. 为什么说母乳是孩子最好的食物 …………… (59)
6. 断奶前后如何提高小儿免疫力 ……………… (59)
7. 如何提高初入幼儿园小儿的免疫力 ………… (60)
8. 提高小儿免疫力不应盲目依赖药品和保健品
   ………………………………………………… (62)
9. 牛初乳能否提高孩子的免疫力尚不确定 …… (64)
10. 给孩子定期注射丙种球蛋白好不好 ………… (65)
11. 丙种球蛋白是预防感冒、提高免疫力的
    万能药吗 …………………………………… (66)
12. 患免疫缺陷病的小儿应注意哪些事项 ……… (66)
13. 小儿什么情况下需要用免疫增强剂 ………… (67)
14. 能提高免疫力的药物有哪些 ………………… (68)
15. 春季如何提高小儿免疫力 …………………… (68)
16. 夏季如何提高小儿免疫力 …………………… (69)
17. 秋季如何提高小儿免疫力 …………………… (70)
18. 冬季如何提高小儿免疫力 …………………… (72)

19. 如何让孩子获得最强的免疫力 …………… (73)
20. 提高小儿免疫力要从日常做起 …………… (75)
21. 中医辨证施治提高小儿免疫力 …………… (77)

## 四、食疗对小儿免疫力的保护 …………………… (79)
1. 食物疗法与免疫力 ………………………… (79)
2. 为什么说食物是免疫细胞活力的来源 …… (80)
3. 草本植物类食物的免疫功能有哪些 ……… (81)
4. 提高小儿免疫力的六种营养素是什么 …… (82)
5. 富含优质蛋白质的食物有哪些 …………… (84)
6. 富含维生素A和维生素C的食物有哪些 … (85)
7. 药食同源的食物有哪些 …………………… (86)
8. 能增强机体免疫功能的食物有哪些 ……… (89)
9. 能增强免疫力的水果有哪些 ……………… (91)
10. 吃水果认识上的误区有哪些 …………… (92)
11. 母乳喂养最能提高小儿免疫力 ………… (94)
12. 怎样给婴儿添加辅食 …………………… (96)
13. 微生态制剂能提高小儿免疫力 ………… (96)
14. 南瓜为何能增加孩子的免疫力 ………… (98)
15. 胡萝卜怎样吃营养价值高 ……………… (99)
16. 常食香菇能预防小儿感冒 ……………… (100)
17. 常食白萝卜能提高免疫力 ……………… (101)
18. "黑色食品"与免疫力 ………………… (102)
19. 提高小儿免疫力的菜肴汤羹方 ………… (103)
20. 增强小儿免疫力的粥方 ………………… (112)
21. 小儿药膳食疗的要点 …………………… (119)

22. 治疗外邪入侵的药膳 …………………………… (121)
23. 增强小儿免疫力的食疗方 ……………………… (122)
24. 增强小儿免疫力的药膳方 ……………………… (124)
25. 预防流感的药膳方 ……………………………… (125)
26. 春季小儿饮食注意事项 ………………………… (126)
27. 春季多吃增强小儿免疫力的蔬菜 ……………… (128)
28. 春季增强小儿免疫力的食谱 …………………… (129)
29. 夏季小儿饮食的原则是什么 …………………… (132)
30. 夏季小儿吃什么能增强免疫力 ………………… (133)
31. 大枣水预防小儿感冒 …………………………… (135)
32. 秋季孩子最宜吃的十种食物 …………………… (136)
33. 秋季提高孩子免疫力的食谱 …………………… (141)
34. 秋季小儿宜吃花生米 …………………………… (142)
35. 冬季孩子吃什么能增强免疫力 ………………… (143)
36. 用于小儿肺气虚的食疗方 ……………………… (144)
37. 小儿反复呼吸道感染的食疗方 ………………… (145)

**五、中医辨证调治提高小儿免疫力** ………………… (148)
1. 中医如何看待免疫力 …………………………… (148)
2. 小儿免疫力低下中医如何辨证论治 …………… (149)
3. 中医提高小儿免疫力的日常方法有哪些 ……… (150)
4. 提高小儿免疫力的中成药有哪些 ……………… (152)
5. 调治小儿阴虚型免疫力低偏方 ………………… (154)
6. 调治小儿脾气虚型免疫力低偏方 ……………… (155)
7. 调治小儿阳虚型免疫力低偏方 ………………… (157)
8. 调治小儿血虚型免疫力低偏方 ………………… (158)

9. 调治小儿感冒简易方 …………………… (159)
10. 什么是小儿推拿 ……………………… (160)
11. 小儿推拿可以起到什么作用 ………… (161)
12. 小儿推拿有哪些主要特点 …………… (162)
13. 小儿推拿适宜的年龄 ………………… (164)
14. 小儿推拿时应注意什么 ……………… (164)
15. 哪些孩子不宜推拿 …………………… (164)
16. 推拿时孩子会痛吗 …………………… (165)
17. 什么是捏脊 …………………………… (165)
18. 捏脊有哪些作用 ……………………… (166)
19. 如何对小儿进行捏脊 ………………… (166)
20. 捏脊时应注意什么 …………………… (167)
21. 小儿推拿常用手法 …………………… (168)
22. 提高小儿免疫力常用的按摩穴位 …… (174)
23. 小儿推拿常用穴位图 ………………… (177)
24. 预防感冒的九种按摩法 ……………… (186)
25. 小儿反复呼吸道感染的保健推拿法 … (187)
26. 如何运用小儿推拿健脾保肺 ………… (188)
27. 捏脊疗法防治小儿反复呼吸道感染 … (189)
28. 刮痧疗法提高免疫力 ………………… (190)
29. 提高免疫力的刮痧穴位有哪些 ……… (191)
30. 刮痧时需要准备哪些物品 …………… (193)
31. 刮痧的方法和种类 …………………… (193)
32. 刮痧防治小儿反复呼吸道感染 ……… (195)
33. 哪些小儿不能用刮痧疗法 …………… (196)

34. 针灸哪些穴位可以增强小儿体质 …………… (196)
35. 什么是耳穴疗法 ……………………………… (198)
36. 耳穴疗法有何特点 …………………………… (199)
37. 耳穴按摩注意事项有哪些 …………………… (200)
38. 耳穴按摩的具体手法 ………………………… (200)
39. 穴位埋线与免疫力 …………………………… (202)
40. 肺气虚患儿如何采用灸法提高免疫力 ……… (203)
41. 肺气虚患儿如何采用物理疗法提高免疫力 … (203)
42. 肺气虚患儿如何采用穴位贴敷疗法提高
    免疫力 ………………………………………… (204)
43. 肺气虚患儿如何采用耳针疗法提高免疫力 … (205)
44. 什么是足疗 …………………………………… (205)
45. 小儿足部按摩有什么作用 …………………… (206)
46. 小儿足部按摩的基本手法 …………………… (207)
47. 小儿足部按摩应注意什么 …………………… (208)
48. 小儿中药足疗的使用方法 …………………… (209)
49. 中药足疗防治小儿反复呼吸道感染 ………… (209)
50. 什么是脐疗 …………………………………… (210)
51. 脐疗的效应 …………………………………… (210)
52. 脐疗的具体操作方法有哪些 ………………… (211)
53. 小儿中药敷脐疗法如何操作 ………………… (212)
54. 小儿哪些常见病可用脐穴贴敷疗法 ………… (213)
55. 穴位贴敷防治小儿反复呼吸道感染 ………… (214)

# 一、小儿免疫系统的发育特征

## 1. 什么是免疫

免疫是机体的生理性保护反应,其本质是识别自身、排斥异己。人体免疫系统识别自身与外来物质,并通过排除不利于人体健康的外来异物,以维持机体生理平衡的功能。健全的免疫系统主要有三大功能:防御功能——保护机体不受损害,帮助机体消灭外来的细菌、病毒,避免发生疾病;稳定清洁功能——不断清除衰老死亡的细胞,保持体内的净化更新;监控功能——及时识别和清除染色体畸变或基因突变的细胞,防止肿瘤和癌变的发生。

免疫力是一个从弱到强,再从强到弱的动态发展过程。

## 2. 免疫系统由几部分组成

免疫系统由免疫器官、免疫细胞和免疫分子组成。

(1)免疫器官:是免疫细胞生成、成熟或集中分布的场所,包括骨髓、胸腺、脾、淋巴结等。胸腺和骨髓属于中枢免疫器官,为免疫细胞成熟分化的部位;脾脏、全身淋巴结和黏膜淋巴组织是周围免疫器官,为成熟 T 和 B 淋巴细胞定居和发生免疫应答的场所。

(2)免疫细胞:是发挥免疫作用的细胞,包括造血干细胞、淋巴细胞、单核吞噬细胞、粒细胞、红细胞、肥大细胞和血小板等。全部免疫细胞均在骨髓微环境中由多能造血干细胞分化发育而来。在特殊细胞因子的诱导下,造血干细胞向不同的细胞系分化发育。

造血干细胞定向发育为淋巴干细胞后,一部分淋巴干细胞在骨髓微环境中分化发育为原B细胞、前B细胞,最终成熟为B细胞,离开骨髓进入血循环和外周淋巴器官。另一部分淋巴干细胞离开骨髓,随血循环到达胸腺,在胸腺微环境中分化为原T细胞、前T细胞,最终成熟为T细胞。

T细胞的功能为调节免疫反应,故称辅助性T细胞(TH)。分泌干扰素γ(IFNγ)、白细胞介素2(IL-2)的为TH1细胞,分泌IL-4、IL-5、IL-6、IL-8和IL-9者为TH2细胞,另外还有T调节细胞及TH17细胞。T细胞的主要功能是杀伤抗原,称为细胞毒性T细胞(CTL)。

(3)免疫分子:免疫细胞通过合成、分泌和表达免疫分子及其受体发挥其生物活性作用。这些分子包括细胞膜分子、可溶性分子和趋化因子等。

## 3. 什么是免疫反应

人类免疫反应分为非特异性免疫反应和特异性免疫反应两大类,后者又分为特异性细胞免疫和特异性体液免疫。

(1)非特异性免疫反应:是机体在长期种族进化中不断

# 一、小儿免疫系统的发育特征

与病原体相互斗争而建立起来的一种系统防御功能,并可遗传给后代。它与人体的组织结构和生理功能密切相关。主要包括:①屏障防御机制。主要由皮肤黏膜屏障、血脑脊液屏障、血胎盘屏障和淋巴结的过滤作用等构成的解剖(物理)屏障,以及溶菌酶、乳铁蛋白、胃酸等构成的生化屏障。②细胞吞噬系统。主要是单核/吞噬细胞、中性粒细胞和嗜酸性粒细胞的吞噬作用。③补体系统和其他免疫分子。如甘露聚糖结合凝集素,在婴儿阶段获得性抗体反应尚不完善时,发挥重要的非特异性抗感染作用。

(2)特异性免疫反应:是机体在后天受内外环境因素的刺激而获得的免疫功能,它能识别再次接触的相同抗原,并做出相应的反应,它需要在高度分化的组织和细胞的参与下才能完成。特异性细胞免疫反应分为两大类:①特异性细胞免疫,是由T淋巴细胞(T细胞)介导的一种特异性免疫反应,其主要功能是抵御细胞内的病原微生物(病毒、真菌、寄生虫等)感染和免疫监视。这些免疫细胞的表面分子被世界卫生组织定为"分化抗原簇(CD)"。②特异性体液免疫,是指B淋巴细胞在抗原刺激下转化成浆细胞并产生抗体(即免疫球蛋白),抗体特异性与相应的抗原在体内结合而引起免疫反应。其主要功能是抵御细胞外的细菌和病毒感染。

免疫球蛋白(Ig)具有抗体活性,根据理化和免疫性状不同,Ig分为5类:即IgG、IgM、IgA、IgE、IgD。IgG又分为4种亚类。体内不同类抗体及各亚类抗体有不同分布及功能。特异性体液免疫是机体抗感染免疫的一个重要方面。

## 4. 补体系统与吞噬细胞的功能

补体系统在机体防御和介导免疫病理损伤中具有重要的生物学作用。补体系统按其生物学功能可分为3组：固有成分、补体调节蛋白（以可溶性或膜结合形式存在）、受体成分。补体系统是体内一个重要的效应系统和效应放大系统，补体系统的作用是多方面的。

(1) 溶细胞（细胞毒）作用：补体系统激活后，在靶细胞表面形成膜攻击复合物，可导致靶细胞溶解。补体的溶细胞作用是机体抵抗病原微生物及人体寄生虫感染的重要防御机制，但在某些病理情况下补体也可导致机体自身细胞溶解，引起疾病。

(2) 调理作用：补体激活过程中产生的 C3b、C4b 和 iC3b，既可与细菌或其他颗粒物质结合，又可与中性粒细胞或吞噬细胞表面的相应受体结合，从而促进吞噬细胞的吞噬作用。

(3) 免疫调节作用：补体成分可与多种免疫细胞相互作用，调节细胞增殖、分化。不同的 C3 活性片段可选择性作用于不同淋巴细胞亚群，在免疫调节中发挥重要作用。

(4) 炎症介质作用：补体活化过程中产生的 C2a、C3a、C4a 及 C5a 具有炎症介质作用，以及激肽样作用、变态反应毒素作用、趋化作用等。

(5) 清除免疫复合物：结合在免疫复合物中抗体分子上的 C3b 通过与表达补体受体的红细胞结合，被红细胞带至肝脏而被清除。补体还能抑制免疫复合物的形成,并使已形成的免疫复合物解离。抗原抗体在体内结合可形成中等分子量的循环免疫复合物,若未被及时清除,可沉积在血管壁,引起血管炎。

吞噬细胞胞质内含丰富溶酶体、线粒体及粗糙内质网,细胞表面形成小突起和胞膜皱褶。静止时称固着吞噬细胞,有趋化因子时便成为游走吞噬细胞,能进行变形运动及吞噬活动。人的吞噬细胞能生活数月至数年。许多疾病能引起单核吞噬细胞系统大量增生,表现为肝、脾淋巴结肿大。吞噬细胞的功能为吞噬清除体内病菌异物及衰老伤亡细胞;活化T、B淋巴细胞免疫反应。在细菌或其他因子刺激下能分泌酸性水解酶、中性蛋白酶、溶菌酶和其他内源性热原等。

## 5. 小儿免疫系统发育有何特点

总的来说,小儿免疫系统的发育尚不够完善,主要是被动免疫在起作用。

(1)非特异性免疫系统

①单核吞噬细胞系统。血液中具有吞噬功能的细胞,主要为中性多核粒细胞和单核细胞,胎儿期开始发育,至出生后可达$(8\sim13)\times10^9$/升(8 000~13 000个/毫米$^3$),72小时后下降至$0.4\times10^9$/升(400个/毫米$^3$),维持一定低水平,2~3周后再度上升达正常。小儿时期血清中的促吞噬因子功能比成年人低,使中性粒细胞的游走能力及吞噬功能差,

但其直接杀菌功能与成年人相似。另外,单核吞噬细胞系统还有清除血中微血栓的作用。

②屏障作用。小儿皮肤黏膜屏障功能差,尤其是新生儿期,易因皮肤黏膜感染而患败血症。血脑屏障发育不成熟,易患颅内感染。其他如胎盘屏障的发育也较差,尤其是妊娠前3个月,此时若孕妇患病毒感染,均可通过胎盘引起胎儿先天性病毒感染,常见的有风疹、疱疹、巨细胞病毒等。

③体液因素。正常体液中有多种非特异性抗微生物的物质,如补体、溶菌酶、乙型溶解素、备解素(P因子)及干扰素等均处于一种低水平,因此抗病能力较差。

(2)特异性免疫系统

①IgG。IgG是免疫球蛋白含量最多者,也是唯一可以通过胎盘传给胎儿的免疫球蛋白。10~12周胎龄可自身合成IgG,含量甚微,但因母体IgG可通过胎盘传给胎儿,而且其含量也随着胎龄增长而不断增加,大量IgG通过胎盘是在妊娠的后期,胎龄8个月时为成年人的56%,9个月时为88%,足月新生儿脐血IgG含量可超过母体,这对于婴儿出生后数月内防御某些细菌及病毒感染至关重要。而早产儿IgG含量较足月儿低得多。出生后IgG逐步消耗,而自身合成能力尚不足。出生3个月后,IgG合成能力增加,但来自母亲的IgG大量衰减,至6个月时全部消失,此时小儿又容易感染。10~12个月时体内IgG均为自身产生,到6~7岁时,其在血清中的含量才接近成年人水平。IgG亚类随年龄增长而逐渐上升,IgG2代表细菌多糖的抗体,其上升速度在2岁内很慢,在此年龄阶段易患荚膜细菌感染。

# 一、小儿免疫系统的发育特征

②IgA。胎龄30周左右开始合成极少量IgA,IgA不能通过胎盘,新生儿的IgA来自母亲初乳。如果脐血IgA含量升高,则提示宫内感染。血清型IgA于出生后3个月开始合成,1岁时血IgA浓度仅为成年人水平的20%,10岁左右达成年人水平。分泌型IgA是黏膜局部抗感染的重要因素,对保护婴儿免受损害起着一定的作用。新生儿及婴幼儿期分泌型IgA水平很低,1岁时仅为成年人的3%,12岁时达成年人水平。新生儿及婴幼儿分泌型IgA水平低下是其易患呼吸道感染和胃肠道感染的重要原因。

③IgM。胎儿10~12周开始合成IgM,出生时约为成年人的10%,出生后3~4个月时其血清中的含量仅为成年人的50%,以后逐渐上升,1~3岁时才达到成年人的75%。男孩于3岁、女孩于6岁时达到成年人血清水平。母亲IgM不能通过胎盘,如脐血IgM水平增高,提示宫内感染。婴儿期低IgM血症,是易患革兰阴性杆菌感染的重要原因。

④IgD。胎龄31周开始出现,其自身合成较少,出生后脐血含量仅为成年人的1%,1岁为10%,2~3岁达成年人水平。IgD的生物学功能尚不清楚。

⑤IgE。胎龄11周开始合成,出生后可从母乳中获取部分IgE,7岁左右达成年人水平。患过敏性疾病时,血清IgE水平可显著升高。合并病毒感染及哮喘患儿均有IgE升高,推测可能与其发病机制有关。

不同年龄小儿血清免疫球蛋白含量参考表1。

表1　健康儿童血清免疫球蛋白含量　（克/升）

| 年龄组 | IgG | IgA | IgM |
|---|---|---|---|
| 新生儿 | 5.190～10.790(8.490) | 0.001～0.018(0.009) | 0.018～0.120(0.069) |
| 4个月 | 3.050～6.870(4.970) | 0.110～0.450(0.280) | 0.310～0.850(0.580) |
| 7个月 | 4.090～7.030(5.560) | 0.210～0.470(0.340) | 0.330～0.730(0.530) |
| 1岁 | 5.090～10.090(7.590) | 0.310～0.670(0.490) | 0.980～1.780(1.380) |
| 3岁 | 6.600～10.39(8.240) | 0.580～1.000(0.790) | 1.100～1.800(1.450) |
| 7岁 | 7.910～13.070(10.720) | 0.850～1.710(1.280) | 1.200～2.260(1.730) |
| 12岁 | 8.270～14.170(11.220) | 0.860～1.920(1.390) | 1.220～2.560(1.890) |

## 6. 儿童非特异性免疫反应有何特点

小儿时期非特异性免疫功能尚未发育完善，随着年龄的增长逐渐成熟。新生儿和婴幼儿皮肤角质层薄嫩，易破损，屏障作用差。肠壁通透性高，胃酸较少，杀菌力低。婴幼儿期淋巴结功能尚未成熟，屏障作用较差。新生儿期各种吞噬细胞功能可呈暂时性低下，除了分娩过程缺氧原因外，与新生儿期缺乏血清补体、调理素、趋化因子有关。新生儿各补体成分均低于成年人，其$C_1$、$C_2$、$C_3$、$C_4$、$C_7$和备解素（P因子）的浓度约为成年人的60%，补体旁路激活系统的活性低下者更多。在生后6～12个月补体浓度或活性才接近成年人水平。

## 7. 儿童特异性免疫反应有何特点

(1)特异性细胞免疫特点:胎儿的细胞免疫功能尚未成熟,因而对胎内病毒感染(巨细胞病毒)还不能产生足够的免疫力,故胎儿期可长期带病毒,甚或引致胎儿宫内发育畸形。

胎龄 15 周时,T 细胞即随血流从胸腺迁移至全身周围淋巴组织,并参与细胞免疫反应,但其功能尚欠成熟,出生时,T 细胞功能已近完善,故新生儿的皮肤迟发型超敏反应在初生后不久即已形成,新生儿接种卡介苗数周后,结核菌素试验即呈阳性反应。但小于胎龄儿和早产儿的 T 细胞数量少,对有丝分裂原反应较低。早产儿至 1 月龄时 T 细胞数量可赶上足月儿,而小于胎龄儿要在 1 岁以后才赶上同龄正常儿。值得注意的是,新生儿及婴儿期 $CD_4^+$ 标记的 TH 相对较多,且以 TH2 为主,$CD_8^+$ 细胞毒性/抑制性 T 细胞较少,$CD_4^+/CD_8^+$ 比值高达 3~4。故 TH2 类细胞功能相对亢进,其分泌的细胞因子占有相对优势。约 2 岁后 $CD_4^+/CD_8^+$ 比值和 TH1、TH2 分泌的细胞因子水平才接近成年人水平。

T 辅助淋巴细胞功能在新生儿期尚不成熟,因此辅助 B 淋巴细胞合成抗体能力较差。

(2)特异性体液免疫特点:B 细胞功能在胚胎早期即已成熟,但因缺乏抗原及 T 细胞多种信号的辅助刺激,新生儿 B 细胞产生抗体的能力低下,出生后随年龄增长特异性体液免疫才逐步完善。

## 8. 呼吸系统防卫功能有何特点

呼吸道黏膜是人体与外环境接触最广泛的组织。人类在正常活动中，每天要吸入和呼出空气9 000～10 000升。空气中含有各种微生物、尘埃、过敏原、有毒气体等，机体为了对抗吸入的有害物质，呼吸道具有精密而复杂的防卫和免疫系统。其防御系统分为非免疫性防御功能及免疫性防御功能。

（1）呼吸道非免疫性防御功能

①呼吸道清洁功能。从气管到终末细支气管的黏膜上皮，覆盖着假复层柱状纤毛上皮细胞，有清洁呼吸道的功能，以排除支气管内的分泌物或异物。

②分泌功能。气管、支气管的黏膜下层为疏松的结缔组织，内有黏液腺，分泌黏液和浆液以保持黏膜表面湿润，使吸入的细菌、尘埃微粒黏附于黏膜上，再经纤毛运动和咳嗽动作将其排出。

③保持呼吸道通畅的功能。气管、支气管外膜中含有马蹄形软骨，可作为支气管的支架，以保持呼吸时气道通畅。在小支气管部位，马蹄形软骨逐渐分离成块状，在毛细支气管部位软骨消失。气管和主支气管肌成螺旋状，收缩时毛细支气管直径可缩小1/4，长度缩短。肺泡肌纤维分布于肺间质及内壁。平滑肌收缩吸气时气管变小，长度缩短，有调节气流的功能。

(2)呼吸道的免疫性防御功能

①非特异性免疫功能。当病原体进入呼吸道冲破黏膜纤毛的防御,而在黏膜上生长繁殖时,呼吸道能迅速作出非特异性防御反应。其中起重要作用的有补体系统、中性粒细胞和肺泡吞噬细胞等。此外,溶菌酶、乳铁蛋白、干扰素及蛋白分解抑制酶等,也是呼吸道的非特异性防御因素。中性粒细胞能吞噬细菌,并借助溶菌酶在细胞内将细菌杀死;通过抗体调理素及补体免疫粘连反应使细菌易于黏附在细胞表面,进而将其吞噬杀灭。肺泡吞噬细胞直接来自骨髓,进入血液呈单核细胞,再进入肺间质,最后到达分泌液中。它具有广泛的功能,能排除大部分异物,如细菌、病毒、真菌、抗原抗体复合物及吸入的有机和无机的灰尘等,肺泡吞噬细胞还可将吞噬的抗原转给B淋巴细胞并刺激其产生抗体,故与特异性免疫过程也有关系。

②特异性免疫功能。呼吸道的特异性免疫反应是由抗体和免疫淋巴细胞所介导。经研究证明,呼吸道免疫反应和整个机体的反应具有相对的独立性。产生抗体的场所,现认为是与支气管相关联的淋巴组织(BALT)。BALT中含有产生IgA细胞的前体细胞,当BALT的淋巴细胞到达支气管腔或固有层时,即成为产生IgA细胞的浆细胞,参与黏膜的局部免疫反应。在支气管分泌液中能检出各种免疫球蛋白。从浓度和功能上看分泌型IgA(SIgA)是呼吸道局部抗感染的最重要的免疫球蛋白。SIgA具有凝集抗原作用,再借助于呼吸道黏液纤毛系统,可不断地将抗原排出体外。母乳特别是初乳中含有丰富的SIgA,坚持母乳喂养有

助于预防呼吸道疾病。

IgG 是下呼吸道的主要抗体,对吸入下呼吸道中的病原体的清除作用很重要,如果抗原进入黏膜引起黏膜炎症反应,血清中的 IgG 渗出,可加强局部 IgG 的合成,这是第二道屏障。

IgM 大部分在血管内,弥散到呼吸道分泌物中很少。SIgA 缺乏的人 IgM 含量代偿性增多。IgM 是四链单位以共价键结合的五体,其凝集和沉淀抗原的作用很强。

呼吸道的细胞免疫目前所知尚少,支气管壁有许多淋巴组织,在抗原的刺激下,T 淋巴细胞被致敏,释放出淋巴因子,并激活吞噬细胞而引起免疫应答作用。

## 9. 小儿呼吸系统解剖有何特点

呼吸系统以环状软骨下缘为界划分为上、下呼吸道。上呼吸道包括鼻、鼻窦、咽、咽鼓管、会厌及喉;下呼吸道包括气管、支气管、毛细支气管、呼吸性毛细支气管、肺泡管及肺泡。

(1)上呼吸道:婴幼儿鼻腔狭窄,没有鼻毛,黏膜柔嫩,血管丰富,易于感染,后鼻腔易堵塞而发生呼吸与吃奶困难。这也就是为什么婴儿在普通感冒时,也会发生呼吸困难,拒绝吃奶及烦躁不安。鼻窦黏膜与鼻腔黏膜相连接,鼻窦口相对大,急性鼻炎常导致鼻窦炎。

咽鼓管较宽、直、短,呈水平位,故鼻咽炎时易致中耳炎。咽扁桃体 6 个月内已发育,腭扁桃体至 1 岁末逐渐增大,4～10岁发育达高峰,青春期逐渐退化,因此婴儿易发生咽后壁脓肿,学龄期儿童则易患扁桃体炎,当细菌藏于腺窝深处时易引发慢性感染及急性肾炎等与免疫有关的疾病。

小儿喉部呈漏斗形,喉腔较窄,声门裂相对狭窄,软骨柔软,黏膜柔嫩而富有血管及淋巴组织,故轻微炎症即可引起声嘶和呼吸困难。

(2)下呼吸道:婴幼儿的气管、支气管较狭窄,软骨柔软,缺乏弹力组织,黏膜血管丰富,纤毛运动较差,不能有效地排除微生物,易因感染而充血、水肿,分泌物增加,导致呼吸道阻塞。左支气管细长、位置弯斜,右支气管粗短,为气管直接延伸。

小儿肺的弹力纤维发育较差,血管丰富,间质发育旺盛,肺泡数量较少,造成肺的含血量丰富而含气量相对较少,故易于感染,易引起间质性炎症、肺气肿或肺不张等。

(3)胸廓:婴幼儿胸廓短,呈桶状;肋骨呈水平位,膈肌位置较高;呼吸肌不发达,呼吸时胸廓活动范围小,肺不能充分地扩张,通气和换气,易因缺氧和二氧化碳潴留而出现青紫。小儿纵隔相对较大,纵隔周围组织松软,在胸腔积液或气胸时易致纵隔移位。

## 10. 小儿呼吸系统免疫功能有何特点

小儿从出生时开始,肺脏就能迅速清除胚胎肺内的液体而进行正常呼吸。出生后,凡侵入气管、支气管、肺泡中的内源性或外源性抗原物质都能加以清除,保证气体交换。

这些都是由呼吸道的正常解剖生理功能和免疫功能共同完成的。小儿在不断发育过程中,这些功能也在不断地完善。

小儿是最容易发生呼吸道感染的人群,这与小儿的解剖生理功能和免疫功能有关。

(1)鼻腔小,无鼻毛对吸入空气温度与湿度调节功能差,黏膜柔嫩,受冷及干燥空气刺激易于发生炎症。

(2)对空气中带有生物的尘埃阻挡作用差,且局部免疫功能低下,SIgA分泌少。

(3)纤毛运动差,炎性分泌物不易排出,上呼吸道炎症易于下延,发生呼吸道感染。

(4)小儿呼吸道的非特异性及特异性免疫功能均较差。新生儿及婴幼儿咳嗽反射及气道平滑肌收缩功能差,纤毛运动功能亦差。婴幼儿的SIgA、IgG和IgG亚类含量均低。肺泡吞噬细胞功能不足,乳铁蛋白、溶菌酶、干扰素、补体等的数量及活性不足,故易患呼吸道感染。

## 11. 人体免疫系统有何功能

免疫力是人体自身的防御机制。现代免疫学认为,免疫力是人体识别和排除"异己"的生理反应。人体内执行这一功能的是免疫系统。免疫系统具有以下三大功能:

(1)防御功能:免疫防御就是人体抵御病原体及其毒性产物侵犯,使人免患感染性疾病。免疫系统能够识别外来侵入的任何异物(病毒、细菌等),保护机体不受损害,帮助机体消灭外来的细菌、病毒,避免发生疾病。当该功能过

# 一、小儿免疫系统的发育特征

于亢进,发生超敏反应;当该功能过于低下,发生免疫缺陷病。

(2)更新功能:人体组织细胞时刻不停地新陈代谢,随时有大量新生细胞代替衰老和受损伤的细胞。免疫系统具有处理衰老、损伤、死亡、变性的自身细胞,以及识别和处理体内突变细胞和病毒感染细胞的能力,不断清除衰老死亡的细胞,保持体内的净化更新;当该功能异常时,发生自身免疫性疾病。

(3)监控功能:能够及时识别和清除染色体畸变或基因突变的细胞,防止癌症的发生。免疫监视是免疫系统最基本的功能之一。

人体免疫系统共有3道防线:

第一道防线是由皮肤和黏膜构成的。其不仅能够阻挡病原体侵入人体,而且它们的分泌物(如乳酸、脂肪酸、胃酸和酶等)还有杀菌的作用。呼吸道黏膜上有纤毛,可以清除异物。

第二道防线是体液中的杀菌物质和吞噬细胞。

这两道防线是人类在进化过程中逐渐建立起来的天然防御功能,特点是人人生来就有,不针对某一种特定的病原体,对多种病原体都有防御作用。多数情况下,这两道防线可以防止病原体对机体的侵袭。

第三道防线是特异性免疫。这是人体出生以后逐渐建立起来的后天防御功能,特点是出生后才产生的,只针对某一特定的病原体或异物起作用,只能对同一种抗原发挥免疫功能,而对变异或其他抗原毫无作用。

第一、二道防线,就好比杀毒软件本体;第三道防线就好比病毒(木马)专杀软件。只有3道防线同时完整、完好地发挥免疫作用,人体健康才能得到保证。

如果免疫功能失调或紊乱,可以导致异常免疫反应,如反复感染、免疫缺陷病、变态反应、自身免疫性疾病及恶性肿瘤。

## 12. 孩子的免疫力从何而来

免疫力是人体自身具有的防御及与各种病原菌做斗争的能力,俗称抵抗力。它可以由先天遗传获得,非特异性的抵御多种病菌的入侵,称为天然免疫;也可以在出生后因感染某种特定病菌而产生特异的抵抗力,称为获得性免疫。正是免疫系统的积极工作,构筑了人体防病的"长城"。现在很多人都知道在怀孕期间要尽量少服或不服药,否则会影响胎儿的健康。在小儿出生之后,由于家长们的过度保护,削弱了小儿自身的抵抗力,反而使孩子变得像温室里的花朵一样弱不禁风,容易生病。那么,孩子的免疫力到底从何而来呢?

(1)从母体及母乳获得的免疫力:孩子出生时从母体中获得了一定的免疫球蛋白,可以抵抗常见细菌和病毒的侵袭,所以6个月以内的小儿一般较少发生疾病。此外,产妇的初乳中也含有某些抗体,因此进行母乳喂养的婴儿抗体较强。

(2)接种疫苗后产生的免疫抗体:接种疫苗就好像人体

的免疫系统针对疾病进行的军事演习,并对疫苗中的抗原进行识别、加以记忆,进而制造出能歼灭这种抗原的武器,当这种病原微生物真的袭击人体时,人体的免疫系统便会使用相应的武器,将其一举歼灭。因此,按规定进行疫苗预防接种,是提高孩子对传染病免疫力的有效方法。

(3)遇病后获得的免疫力:从免疫能力形成来看,6个月至3岁以内的儿童抗病能力最低。出生6个月以后,小儿体内从母体带来的免疫球蛋白逐渐减少,自身产生免疫球蛋白的能力比较低,因此抗病能力比较差,一般每年患病5~6次,如果小儿未注射过疫苗,更容易患传染病。各种疾病的疫苗研发是有限的,而能致病的微生物却不计其数。因此,对那些没有疫苗的疾病,只能在人体感染后才能获得对它的免疫力。所以,儿童在一次次的患病之后,其免疫力也在不断地增强。从积极的态度看,生一次病就长一次抵抗力,生一次病就长一次心眼,生一次病就长一次身体。

(4)其他因素:合理搭配儿童的饮食是增加免疫力的关键,因为没有任何一种食物可以同时提供所有人体必需的营养素。参加适当的体育运动和养成良好的生活习惯是非常重要的,会达到既能提高免疫力又能促进生长发育的双重目标。

## 13. 小儿免疫力形成和完善过程包括哪几个阶段

小儿免疫力的形成和完善可分为4个阶段。

(1)6个月前:新生儿可以从母体中获得免疫力,较少患感染性疾病。

(2)6个月至18个月:婴儿从母体接受的抗体会逐渐消失,虽然自己产生抗体的能力已初步形成,但远未达到成年人的水平,此阶段感染疾病增多。

(3)18个月至3岁:小儿体内的抗体水平已达到成年人的70%左右,白细胞渐趋成熟,但是因为入托等生活接触面逐渐扩大,感染的机会愈来愈多。

(4)4至6岁:体内抗体已基本达到成年人水平,免疫力提高,患病的次数逐渐减少。

6个月小儿的免疫系统还不完善,主动免疫能力差,妈妈给予的免疫力有限,2岁以下小儿的免疫力尚不足成年人的一半,这在医学上称为"生理性免疫功能不安全期"。随着年龄增长,孩子的免疫功能逐渐成熟,3岁以上孩子体内免疫血清的抗体浓度即接近成年人,8岁后整个免疫系统的抵抗力已和成年人相当。而免疫低下可以分为3种情况:先天性免疫低下、后天继发性免疫低下和生理性免疫低下。前二者属于病态,需要治疗。生理性免疫低下一般是不需要吃药或治疗的。

## 14. 什么时期是小儿的免疫脆弱期

新生儿、断奶期和断奶后及初入幼儿园是小儿的免疫脆弱期,也是最让父母担惊受怕的3个时期。

(1)新生儿期:其免疫力特征常表现出免疫系统发育不够成熟,功能尚欠完善;尚未接触过子宫外环境的各种病原,也没有接触过食物蛋白等种类繁多的抗原性物质;孕期受母亲抗体的影响,使新生儿存在着生理性免疫低下。但新生儿刚出生时由于接受了一些来自母亲的抗体,可抵抗某些疾病。但新生儿期小儿由于白细胞功能不健全、"补体"成分很低,抵抗力差,容易感染。

(2)断奶期和断奶后:也是小儿抵抗力最弱的一段时期。因为6个月后小儿母乳已不能满足孩子的营养需要,开始逐渐断奶和添加辅食,来自母乳的抗体愈来愈少,并逐渐消耗,没有了母乳作后盾,孩子的免疫优势一下子消失了。

(3)初入幼儿园时:随着年龄的增长,小儿自身的免疫系统逐渐发育成熟,抗体的产生能力也逐渐增加,通常孩子在3岁以后,机体抗病能力较3岁前会有明显的提高。但初入幼儿园,生活的环境发生了变化,接触的人群也相应加大,对于更多更广泛的病菌,孩子身体还没有建立起相应的免疫机制,因此这段时期的孩子也会比较脆弱,很容易生病。

## 15. 什么时期是免疫力形成的关键期

免疫力的发育同小儿其他任何能力的发展规律一样,都存在培养发育的"关键期",或者说"敏感期"。据诺贝尔奖获得者洛伦兹的"关键期"理论,在关键期内注意培养和训练,对免疫力提高有事半功倍的效果。调查显示:超过七成父母对婴幼儿免疫力发育关键期认识有误区,只有24%

的父母知道小儿的免疫力发育的关键期在6个月。婴儿出生后从母体和母乳中获得了丰富的免疫蛋白和抗体,对抗病菌的侵害。但这些抗体只能在小儿体内维持很短的一段时间,最多能在小儿体内保持6个月。6个月至3岁是病菌入侵的易感时期,又是培养锻炼主动免疫力的关键时期,是小儿抗病能力最低的时期,也是免疫力提高的关键时期。这个时期父母一定要认真对待,应适时参加计划免疫;合理安排饮食,保证营养摄取充足、合理;注意提高孩子的睡眠质量;指导孩子加强锻炼、多晒太阳;适当补充维生素A和维生素D,以促进小儿免疫系统成熟,减少患病机会,保证小儿健康成长。

## 16. 什么是主动免疫和被动免疫

(1)主动免疫:也称自动免疫。由机体自身产生抗体,使机体不再担心被病原体感染的免疫叫主动免疫。它分为人工的和自然的两种。人工将某种致病微生物予以灭活或减毒制成疫苗接种到人体,由此使人体获得对相应疾病的免疫力叫作人工自动免疫。当前我国实施的免疫接种大多数为人工自动免疫,通过打预防针也可使机体产生主动免疫力。因患过传染病或隐性感染,人体自然产生了免疫力,叫作自然自动免疫。当小儿患病后,人体内便会产生对抗此种病原体的特殊抗体,当此种病原体再来侵犯时,抗体就会联合白细胞将病原体杀灭。

(2)被动免疫:机体因接受外来免疫物质从而产生对某

种或某些疾病的免疫力,叫作被动免疫。被动免疫也分人工的和自然的两种。经过胎盘或初乳传给婴儿的免疫抗体,使新生儿在6个月内对某些传染病有一定的免疫力,叫自然被动免疫。将含有抗体的血清或免疫球蛋白注入人体,使其获得现成的抗体,这种免疫形式叫人工被动免疫。因人工被动免疫的抗体不是自身产生的,所以维持时间短,一般只作应急使用。

(3)主动免疫和被动免疫的区别:主动免疫是机体自己产生相应的抗体和抗毒素,被动免疫是由外界输入的抗体或抗毒素。人工主动免疫是给人注射抗原物质,由人自身产生抗体;人工被动免疫是直接给人注射治病的抗体。由于人工自动免疫有自己产生抗体的特点,其对有关传染病免疫的时间较长,而人工被动免疫注射的抗体有限,维持免疫的时间较短。

## 17. 计划免疫包括哪些

计划免疫即有计划的预防接种,经过预防接种的儿童对某些传染病产生特异的免疫力,是减少小儿传染病发病率及病死率的主要措施。按照我国卫生部(现国家卫生健康委员会)规定的计划免疫,在1岁内必须完成包括卡介苗、脊髓灰质炎三型混合疫苗、百日咳白喉破伤风类毒素混合制剂、麻疹减毒疫苗和乙型肝炎病毒疫苗。

2007年国家扩大了计划免疫免费提供的疫苗种类,在原有的"五苗七病"基础上增加到15种传染病。新增了甲型肝炎疫苗、乙脑疫苗、流脑多糖疫苗、风疹疫苗、腮腺炎疫苗、钩端螺旋体病疫苗、流行性出血热疫苗和炭疽疫苗。根据流行地区和季节进行接种。

## 18. 小儿计划免疫接种的时间

我国 7 岁以下儿童常规计划免疫时间。

(1)乙肝疫苗：接种 3 剂次，儿童出生时、1 月龄、6 月龄各接种 1 剂次，第一剂在出生后 24 小时内尽早接种，预防儿童乙型肝炎的发生。

(2)卡介苗：接种 1 剂次，儿童出生时接种，增强儿童对结核病的抵抗能力。

(3)脊灰疫苗：接种 4 剂次，儿童 2 月龄、3 月龄、4 月龄和 4 周岁各接种 1 剂次，可以大大地减少脊髓灰质炎的发生。

(4)百白破疫苗：接种 4 剂次，儿童 3 月龄、4 月龄、5 月龄和 18 月龄各接种 1 剂次。无细胞百白破疫苗免疫程序与百白破疫苗程序相同。

(5)白破疫苗：接种 1 剂次，儿童 6 周岁时接种。

(6)麻腮风疫苗(腮腺炎、风疹、麻疹)：目前，麻腮风疫苗供应尚处于不足阶段，可使用含麻疹成分疫苗的过渡期免疫程序。8 个月龄接种 1 剂次麻风疫苗，麻风疫苗不足部分继续使用麻疹疫苗。18 月龄接种 1 剂次麻腮风疫苗，麻腮风疫苗不足部分使用麻腮疫苗替代，麻腮疫苗不足部分继续使用麻疹疫苗。

(7)流脑疫苗:接种4剂次,儿童6～18月龄接种2剂次A群流脑疫苗,3周岁、6周岁各接种1剂次A＋C群流脑疫苗。

(8)乙脑疫苗:乙脑减毒活疫苗接种2剂次,儿童8月龄和2周岁各接种1剂次。乙脑灭活疫苗接种4剂次,儿童8月龄接种2剂次,2周岁和6周岁各接种1剂次。

(9)甲肝疫苗:甲肝减毒活疫苗接种1剂次,儿童18月龄接种。甲肝灭活疫苗接种2剂次,儿童18月龄和24～30月龄各接种1剂次。

## 19. 什么是免疫规划疫苗和非免疫规划疫苗

免疫规划疫苗是国家规定纳入计划免疫,是从小儿出生后必须进行接种的疫苗,属于免费疫苗。除国家规定小儿必须接种的疫苗外,其他需要接种的疫苗都属于推荐疫苗,也就是非免疫规划疫苗,这些疫苗都是本着自费、自愿的原则,家长可以有选择性的给孩子接种。

(1)免疫规划疫苗:儿童年龄达到相应剂次疫苗的接种年龄时,应尽早接种,建议在下述推荐的年龄之前完成国家免疫规划疫苗相应剂次的接种。

①乙肝疫苗第1剂:出生后24小时内完成。

②卡介苗:小于3月龄完成。

③乙肝疫苗第3剂、脊灰疫苗第3剂、百白破疫苗第3剂、麻腮风疫苗第1剂、乙脑减毒活疫苗第1剂或乙脑灭活疫苗第2剂:小于12月龄完成。

④A群流脑多糖疫苗第2剂:小于18月龄完成。

⑤麻腮风疫苗第2剂、甲肝减毒活疫苗或甲肝灭活疫苗第1剂、百白破疫苗第4剂:小于24月龄完成。

⑥乙脑减毒活疫苗第2剂或乙脑灭活疫苗第3剂、甲肝灭活疫苗第2剂:小于3周岁完成。

⑦A群C群流脑多糖疫苗第1剂:小于4周岁完成。

⑧脊灰疫苗第4剂:小于5周岁完成。

⑨白破疫苗、A群C群流脑多糖疫苗第2剂、乙脑灭活疫苗第4剂:小于7周岁完成。

如果孩子没有按照上述推荐的年龄及时完成接种,应根据补种通用原则和每种疫菌的具体补种要求尽早进行补种。

(2)非免疫规划疫苗:我国报告的接种非免疫规划疫苗有36种,主要包括乙肝疫苗、肺炎球菌疫苗、脑膜炎球菌疫苗、b型流感嗜血杆菌疫苗、霍乱疫苗、狂犬病疫苗、轮状病毒疫苗、肠道病毒71型灭活疫苗、流行性感冒(流感)疫苗、水痘疫苗、人乳头瘤病毒疫苗等。

非免疫规划疫苗主要分为两大类,即针对疾病可替代免疫规划疫苗防控的疫苗(替代类非免疫规划疫苗)和针对疾病没有纳入免疫规划疫苗防控的疫苗(普通非免疫规划疫苗)。普通非免疫规划疫苗如肺炎球菌疫苗、b型流感嗜血杆菌疫苗、狂犬病疫苗、人乳头瘤病毒疫苗等,是公众为实现某种特殊防病目的自愿自费接种的疫苗;替代类非免疫规划疫苗如无细胞百白破灭活脊灰b型流感嗜血杆菌联合疫苗可替代免疫规划疫苗的脊灰疫苗、百白破联合疫苗等。

除疑似狂犬病暴露者接种狂犬病疫苗、其他外伤接种破伤风疫苗等特殊情形外,其他非免疫规划疫苗与免疫规划疫苗的接种时间相同但未选择同时接种的,应当优先接种免疫规划疫苗。两种及以上注射类减毒活疫苗如果未同时接种,应当间隔28天进行接种。

## 20. 计划免疫注意事项有哪些

(1)按规范接种:不同疫苗的接种途径、接种对象年龄及接种剂量有所不同,如果接种途径及剂量不当,不仅影响免疫效果,而且还会加重接种反应,甚至造成接种事故。例如,脊髓灰质炎三型混合疫苗必须用冷开水送服或含服,服后1小时内禁止饮热开水。因此,在接种前应详细阅读疫苗使用说明书。

(2)注射疫苗应在孩子身体状况好的时候进行:接种前要先测体温,若有发热要推迟接种、未完全恢复健康前暂缓注射,但应在病好后及时补种。接种后当天不要洗澡,也不能让孩子太疲劳。属过敏体质者,应向医生告知;极个别孩子可能会高热,可请医生看看,给予对症治疗。

(3)以下情况不能注射疫苗:如孩子正在发热,患有急性传染病、哮喘、风疹、湿疹等疾病,或有心脏病、肾炎及肝炎等疾病时,暂时不要注射疫苗。

## 21. 疫苗接种禁忌有哪些

预防接种的原理,就是通过接种抗原刺激机体,使孩子体内产生特异性抗体来对付细菌、病毒。但是有些时候,孩子身体出现了某些特殊情况就不适合接种,我们称这种情况为"禁忌证"。每种疫苗所含抗原不同,禁忌证也会不同。禁忌证一般分两大类,一类是暂时禁忌证,另一类是绝对禁忌证。早产儿、难产儿,正在发热或患一般疾病的急性期儿童就属于"暂时禁忌证"。这些孩子可以在疾病康复后补种。但是,如果你的孩子具有免疫功能缺陷或是严重过敏体质,就属于"绝对禁忌证",接种疫苗可能发生异常反应,甚至危及生命,所以绝对不可接种疫苗。接种疫苗的禁忌有以下几种情况。

(1)卡介苗禁忌:早产的孩子、低出生体重的孩子(出生体重小于2 500克)、难产的孩子应该慎种。正在发热、腹泻、严重皮肤病的孩子应暂缓接种。结核病,急性传染病,心、肾疾患,免疫功能不全的孩子禁种。

(2)脊髓灰质炎三价混合疫苗禁忌:服苗前1周有腹泻的孩子,或1天腹泻超过4次者,发热、急性病的孩子,应该暂缓接种。有免疫缺陷症的孩子,正在使用免疫抑制剂(如激素)的孩子禁用。对牛奶过敏的孩子可服液体疫苗。

(3)百白破疫苗禁忌:发热、急性病或慢性病急性发作期的孩子应暂缓接种。患中枢神经系统疾病(如癫痫),有抽风史的孩子,严重过敏体质的孩子禁用。

（4）麻疹疫苗禁忌：患过麻疹的孩子不必接种。正在发热或有活动性结核的孩子，有过敏史（特别是对鸡蛋过敏）的孩子禁用。注射丙种球蛋白的孩子，间隔1个月后才可接种。

（5）乙型脑炎疫苗禁忌：发热、急性病或慢性病急性发作期的孩子应暂缓接种。有脑或神经系统疾患，过敏体质的孩子禁种。

（6）流行性脑脊髓膜炎疫苗禁忌：脑及神经系统疾患（癫痫、癔症、脑炎后遗症、抽搐等），过敏体质，严重心、肾疾病，活动性结核病的孩子禁用。发热、急性疾病的孩子可暂缓接种。

（7）乙肝疫苗禁忌：肝炎，发热，急性感染，慢性严重疾病，过敏体质的孩子禁用。

（8）甲肝疫苗禁忌：发热、急性病或慢性病发作期的孩子应暂缓接种。免疫缺陷，正在接受免疫抑制剂治疗的孩子，过敏体质的孩子禁用。

## 22. 什么是疫苗反应

疫苗反应就是免疫接种后，机体发生的不同程度反应，分为正常反应和异常反应。

疫苗虽经灭活或减毒处理，但毕竟是一种蛋白或具抗原性的其他物质，对人体仍有一定的刺激作用。其实这也是人体的一种自我保护，就像感冒发热一样是机体在抵御病原体。

(1)正常反应:局部反应如轻度肿胀和疼痛。百白破疫苗接种后,接种部位出现硬结就是吸附制剂接种后常见的现象。接种疫苗后的全身反应有发热和周身不适,一般发热在38.5℃以下,持续1～2天均属正常反应。无论局部还是全身的正常反应一般不需要特殊处理,多喂水,注意让孩子多休息即可。如果孩子高热,可服用退热药或做物理降温,宜吃些富有营养又好消化的食物,并要注意观察孩子的精神状况。

(2)异常反应:局部感染、无菌性脓肿、晕针、癔症、皮疹、血管神经性水肿、过敏性休克等。应立即请医生做紧急对症处理。

# 二、小儿免疫力低的原因与表现

## 1. 小儿免疫力低的原因有哪些

免疫,顾名思义就是免除疾病。免疫力是指人体自身的防御机制,是人体识别和消灭外来侵入的任何异物,处理衰老、损伤、死亡、变性的自身细胞及识别和处理体内突变细胞和病毒感染细胞的能力。人体的免疫力分为先天性免疫和获得性免疫。先天性免疫是人一生下来就有的,如猪瘟在猪群中传播很快,但与人类无缘,这是因为人类天生就不会得这种病。获得性免疫是人体在后天生活过程中自然获得的,如出生后因感染某种特定病菌或者用人工辅助的方法如通过接种免疫被动得到。影响小儿免疫力的因素,主要是年龄因素、营养因素和习惯因素。

小儿的免疫力非常重要,是人体的"保护神"。小儿免疫力低的主要原因有以下 6 条。

(1)环境不良:大气污染或被动吸烟等,污染的空气进入呼吸道,影响肺的换气功能。

(2)维生素及微量元素的缺乏:小儿长期的膳食不均衡,如缺乏钙、锌、铁、维生素 A、维生素 D 等,均可导致小儿营养不良,抵抗力下降。

(3)患有先天性疾病:如先天性心脏病、先天肺发育不良等。

(4)患有免疫缺陷病:这类小儿是因先天性缺乏一些抗体或合成酶,使小儿自出生后就反复患有感染性疾病,这需要进行免疫方面的特殊检查才能确定。

(5)用药不当:包括长期使用抗生素,产生耐药性;滥用激素,影响小儿免疫功能;擅自停药,使细菌长期处于隐伏状态,容易引发疾病。

(6)不良的习惯:一些小儿睡前吃东西,或抱奶瓶入睡很容易诱发感冒;不刷牙或不漱口的孩子,最容易嗓子发炎。这些都会造成小儿免疫力下降。

## 2. 什么是免疫功能低下

免疫力是机体免疫系统对抗外来的病原菌及体内自发恶变的细胞,保持机体健康的能力。所谓免疫功能低下是一种笼统的说法,医学上将它细分为3种情况,一种是正常的生理性免疫低下,不属于病态,随着婴幼儿的发育成熟而完善;另两种情况分别为先天性免疫低下和后天继发性免疫低下,均属病态,需要特殊治疗。先天性免疫低下,也称免疫缺陷,是指免疫系统的某个或多个组分由于基因突变等因素而丧失了原有的功能,发生免疫功能低下。这类患儿的比例较少,一般病情较重,持续时间也较长。后天继发性免疫低下,是出生后由外界因素诱发的免疫低下,是引起小儿免疫力低下的主要类型。这类疾病经过去除引起免疫

二、小儿免疫力低的病因与表现

低下的病因后,免疫功能往往都可以恢复,原因常见于感染、药物、营养不良和其他疾病。

生理性免疫低下,实际上是人体生存的一个过程,不属于病态。因为婴儿从出生开始,身体的免疫系统就像身体其他系统一样经历着发育成熟的过程。与成年人相比,孩子更容易感冒,这就是因为孩子存在生理性免疫低下。类似于人类的智力发育,谁也不会或不应该要求孩子具有与成年人相同的智力。

## 3. 小儿免疫力低有哪些表现

当各种原因使免疫系统不能正常发挥保护作用时,身体抵抗病毒的能力就会降低,身体就容易受到病毒的侵害,极易招致细菌、病毒、真菌等感染,因此免疫力低最直接的表现就是容易生病。

免疫力下降的小儿特别容易感冒、发热、四肢无力。因经常患病,加重了机体的消耗,所以免疫力低的小儿一般有体质虚弱、营养不良、精神萎靡、疲乏无力、食欲降低、睡眠障碍等表现,打针吃药便成了家常便饭。每次生病都要很长时间才能恢复,而且常常反复发作。长此以往会导致身体和智力发育不良,还易诱发重大疾病。

## 4. 什么是免疫缺陷病

免疫缺陷病是由免疫系统先天性发育障碍或后天损伤

而致的一组综合征。临床表现为抗感染功能低下,反复发生严重的感染;或因(同时可伴有)免疫自身稳定和免疫监视功能异常,易发生自身免疫性疾病、过敏症和某些恶性肿瘤。由遗传因素或先天性免疫系统发育不良造成的免疫功能障碍,称为原发性免疫缺陷病。由后天因素(如感染、营养、疾病、药物等)引起的免疫功能障碍,称为继发性免疫缺陷病或获得性免疫缺陷病。

## 5. 原发性免疫缺陷病有哪些特点

原发性免疫缺陷病是由于先天因素(多为遗传因素)引起免疫器官、免疫活性细胞和免疫活性分子等构成成分发生缺陷,致使免疫反应缺如或降低,导致机体抗感染功能低下的一组临床综合征。原发性免疫缺陷病的共同临床表现:反复感染、伴发自身免疫疾病(溶血性贫血、血小板减少性紫癜、系统性血管炎、系统性红斑狼疮、免疫复合物性肾炎、1型糖尿病、关节炎等)、易患肿瘤(淋巴系统肿瘤,以B细胞淋巴瘤最常见)。反复和慢性感染是最常见的临床表现:

(1)感染发生的年龄:大约40%于1岁内发病,40%于5岁内,15%于16岁内起病,仅5%发生于成年人。T细胞缺陷和联合免疫缺陷病于出生后不久即发病;以抗体缺陷为主者,由于有来自母体的抗体,一般在出生后6~12个月才易发生感染。

(2)感染的病原体:一般而言,抗体缺陷时易发生化脓性感染；T细胞缺陷时易发生病毒、结核杆菌和沙门菌属等细胞内病原体感染,也易于真菌和原虫感染；补体成分缺陷时易发生奈瑟菌属感染；中性粒细胞缺陷时的病原菌常为金黄色葡萄球菌；引起原发性免疫缺陷病感染的病原菌的毒力并不很强,常为机会感染。

（3）感染的部位：以呼吸道最常见,如反复或慢性中耳炎、鼻窦炎、结膜炎、支气管炎或肺炎。其次为胃肠道,如慢性肠炎。皮肤感染可为脓疖、脓肿或肉芽肿,也可为全身性感染,如败血症、脓毒血症、脑膜炎和骨关节感染。

（4）感染的过程：常反复发作或迁延不愈,治疗效果不佳,尤其是抑菌剂效果更差,必须使用杀菌药。抗菌药物的剂量宜偏大,疗程应较长,才有一定疗效。

（5）其他临床表现：常有生长发育迟缓或停滞；少见致病菌引起感染；皮肤病变如皮疹、脂溢性皮炎、脓皮病、坏死性脓肿、脱发、湿疹、毛细血管扩张、疣等；顽固性鹅口疮、腹泻和吸收不良；难以治愈的鼻窦炎、乳突炎,反复的支气管炎、肺炎；自身免疫病的表现如淋巴结、扁桃体缺如；血液系统异常如再生障碍性贫血、溶血性贫血、中性粒细胞减少症、血小板减少等。

## 6. 如何预防原发性免疫缺陷病

原发性免疫缺陷的预防仅限于对已知的经检定的遗传基因进行遗传咨询,以培养的羊水细胞或胎儿血做产前诊断可用于少数几种免疫缺陷,诸如X连锁无γ球蛋白血症,

Wiskott-Aldrich 综合征,大多数严重联合免疫缺陷,伴腺苷脱氨酶缺陷及慢性肉芽肿病,性别鉴定有助于除外 X 连锁性缺陷,在有些原发性免疫缺陷可检测到杂合子。

孕前做好遗传咨询,检出致病基因携带者,并给予遗传学指导;对生育过性联遗传免疫缺陷病患儿者,再次怀孕,应做产前检查。

## 7. 继发性免疫缺陷病的常见原因有哪些

继发性免疫缺陷病(SID)是指在出生后因其他疾病或某些理化因素所致的免疫功能障碍。继发性免疫功能缺陷多为暂时性。原发疾病治愈或致病因素消除后,免疫功能可恢复正常。继发性免疫缺陷病的常见原因如下:

(1)感染:急性病毒感染常常造成暂时性淋巴细胞数目下降及 T 细胞增殖反应降低。在发展中国家,麻疹病毒感染所致的儿童继发性免疫缺陷很常见,麻疹病毒感染常常和营养不良及其他反复感染相伴,构成恶性循环,对儿童健康威胁很大。严重细菌感染时,中性粒细胞趋化、杀菌功能受到抑制。分枝杆菌感染可导致 T 细胞免疫功能低下,因分枝杆菌胞壁成分对 T 细胞有抑制效应。疟原虫感染亦能抑制患儿的抗体反应,其抑制强弱与寄生虫抗原数量有关。

(2)免疫抑制治疗:儿童患白血病和淋巴瘤等疾病时,常需应用免疫抑制治疗。

放射线照射能直接抑制骨髓及其他淋巴器官免疫活性细胞的生成,并能抑制成熟免疫细胞的功能。器官移植和

## 二、小儿免疫力低的病因与表现

骨髓移植中广泛使用的环孢素等药物主要抑制T细胞功能，抑制其对抗原的处理和清除，影响IL-1、IL-2的生成及IL-2受体的表达。环磷酰胺主要影响B细胞功能和抗体生成，亦能使T细胞生成减少。硫唑嘌呤抑制初次免疫应答，抑制抗体生成，甲氨蝶呤有抗炎作用，较大剂量则抑制抗体反应。糖皮质激素是较强的免疫抑制剂，主要抑制特异性免疫功能。抗淋巴细胞球蛋白和T细胞抗体已用于治疗原发性再生障碍性贫血，移植的抗宿主病及器官抑制排斥反应，B细胞抗体也已用于治疗B淋巴细胞增殖性疾病。这些药物可以造成长期的淋巴细胞减少及抗体反应抑制。

(3) 营养不良：营养不良能够影响机体的各个免疫环节。蛋白质缺乏是程度最重的营养不良，严重影响免疫系统功能。营养不良患儿对结核菌、麻疹病毒及卡氏肺囊虫等病原体易感性增加。

单一营养成分锌、铁、维生素A、维生素D及B族维生素缺乏和亚临床缺乏，亦能引致继发性免疫功能低下。如维生素A缺乏可导致自然杀伤细胞活性下降、淋巴细胞萎缩、$CD_4^+$T细胞减少、B细胞产生抗体能力下降、黏膜局部免疫反应减弱、总IgA和分泌型IgA抗体生成减少。锌缺乏造成细胞毒性T细胞活性下降，吞噬细胞吞噬杀菌能力减低，B细胞产生抗体能力下降，皮肤黏膜功能受损。缺铁患儿的淋巴细胞增殖反应减弱、IL-6和IL-4活性下降、中性粒细胞杀菌能力减低和B细胞功能障碍。

(4) 其他：肾病综合征可因大量蛋白尿致低蛋白血症，使患儿对肺炎球菌等致病菌的易感性增加。尿毒症致中性粒细胞趋化功能受损。长期行血液透析者,则可发生中性粒细胞减少,吞噬及杀菌力降低。糖尿病患儿多存在中性粒细胞趋化功能障碍。渗出性肠病如原发性肠吸收不良综合征、肠瘘或畸形、肠结核、炎症性结肠炎等,可使大量蛋白质及其他营养等从肠道丢失,导致严重营养障碍。脾切除术后可致 IgM 缺乏,易发生败血症等细菌感染。

继发性免疫低下的关键是要去除引起免疫低下的原因。许多病毒或细菌感染都可以损害免疫系统,极端的例子是艾滋病。只要能有效清除感染病灶,免疫功能大多会逐步恢复。

治疗疾病的药物有些可能影响免疫系统的功能,所以更改或停用引起免疫低下的药物是关键;营养不良也会影响免疫系统的发育和成熟,引起免疫功能低下。其他许多疾病也可能影响到免疫系统,如先天性心脏病患儿,当心脏畸形校正后,反复感染的情况就会明显改善。

## 8. 小儿免疫力低的预警信号有哪些

免疫力是人体自身的防御机制,是人体识别和排除"异己"的生理反应。免疫力下降的四大信号是:感冒不断、经常感到疲劳、肠胃娇气和容易感染。以下 10 种情形可能提示免疫缺陷。

(1) 1 年内发生 8 次以上的耳部感染。

(2) 1 年内发生 2 次以上严重的鼻窦感染。

(3) 2 个月以上的抗生素治疗效果欠佳。

二、小儿免疫力低的病因与表现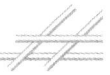

(4)1年内2次以上肺炎。

(5)婴儿体重增长慢,生长发育迟缓。

(6)反复的皮肤深部或器官脓肿。

(7)1岁以上的幼儿发生持续的口腔或皮肤的念珠菌感染。

(8)需要通过静脉滴注途径应用抗生素以控制感染。

(9)2次以上的深部感染如脑膜炎、骨髓炎、蜂窝织炎、败血症等。

(10)有原发性免疫缺陷病的家族史。

对怀疑有免疫力低的孩子,需要进一步的检查明确诊断,明确免疫力低的类型,给以有效的治疗。对免疫力低的诊断需要较系统的实验室检测条件。目前国内已经开展了较常见的先天性免疫低的基因诊断。

## 9. 如何预测小儿的免疫力

(1)是否经常带小儿出去散步。

(2)气候变化时小儿是否容易生病。

(3)是否经常对小儿进行"三浴锻炼"。

(4)流行性感冒发生时,小儿是否很少幸免。

(5)是否注意小儿的饮食搭配,基本能做到营养均衡。

(6)小儿是否经常患呼吸道感染,一年可能达到5~6次。

(7)小儿出生后是否以母乳喂养。

(8)是否稍有不适就马上给小儿吃药。

(9)小儿是否性格开朗,伙伴多不多。

(10)小儿是否经常在家里待着,不怎么带出去进行活动。

(11)小儿是否养成了勤洗手,勤换衣服的好习惯。

(12)小儿是否未能保持规律性睡眠,白天睡觉,晚上玩到很晚。

计分办法:(1)(3)(5)(7)(9)(11)题的回答为"是",得1分。(2)(4)(6)(8)(10)(12)题的回答是"否",也得1分。

结果分析:1~4分,表明免疫力较差,经常得病,需要去向医生咨询。5~8分,表明免疫系统有些问题,应该在小儿的饮食安排上下点儿功夫,合理补充所需营养,还要常带到户外活动。9~12分,表明小儿的免疫力很强,是个健康儿童。

## 10. 环境因素与小儿免疫功能关系如何

环境包括机体的体内环境和体外环境。体内环境是指机体内的生理环境,体外环境包括营养和人的生存环境。保持良好的体内和体外环境是使机体具有正常免疫力的必要条件;改善体内和体外环境是提高机体整体免疫力的重要措施。良好的体内环境必须靠提供良好的体外环境来实现。同时,体外环境也直接影响机体的免疫功能。

营养在影响机体免疫力的外部环境中是第一要素。营养是机体代谢及免疫系统发育和功能发挥的物质基础。营

## 二、小儿免疫力低的病因与表现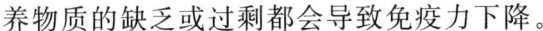

养物质的缺乏或过剩都会导致免疫力下降。

环境污染是影响机体免疫力外部环境中主要的因素,儿童被动吸烟、室内装修、汽车尾气、居住环境的大气污染等,使有害气体吸入呼吸道,可直接影响肺的换气功能,降低呼吸道的抵抗力,无疑也是小儿反复呼吸道感染的诱因之一。中医学认为,空气污浊时人们很容易上火燥热,并引起肠胃不适。饮食应尽量清淡,少吃辛辣、油腻食物,多喝水,多休息,以提高免疫力。

其他因素包括缺乏锻炼,长期使用糖皮质激素、免疫抑制剂等,都会导致免疫力下降。

## 11. 与小儿免疫功能密切相关的微量元素有哪些

人体某种元素缺乏或过量都会影响机体生理稳定,使免疫细胞功能减弱,导致疾病发生。人体的免疫功能是由免疫系统所控制,确保免疫器官正常运作,否则免疫力下降,免疫功能紊乱,人体生理变异而生病。人体主要通过食物链摄取元素营养,地理环境、饮食习惯不同,造成人体自然性元素失调,故应科学补充所缺元素,调节机体元素平衡,达到健身强体之目的。与免疫相关的重要元素有以下 6 种。

(1)铁:铁是血红蛋白、细胞色素酶及氧化酶体系的重要组成成分,参与机体免疫功能的调节,缺铁直接影响淋巴细胞合成,抑制抗体产生,干扰溶菌酶的活性,使白细胞杀菌功能减弱,降低对感染的应答效能。铁能促进吞噬细胞过氧化物酶的合成,缺铁会使该酶合成减少,造成吞噬细胞杀菌能力降低。铁是造血系统的重要原料,铁摄入不足会引起缺铁性贫血,使细胞功能抑制,中性粒细胞杀菌能力减弱,细胞活性降低,导致机体免疫功能下降,易感染多种疾病。

(2)铜:铜参与多种酶的组成,活化及生物转化,是免疫系统必不可少的微量元素。铜与外周血中性粒细胞增减、白细胞的吞噬作用及网状内皮系统的功能密切相关;铜可加强皮肤黏膜防御功能,缺铜可使机体的免疫力下降;铜是赖氨酸氧化酶的金属辅酶,可催化弹性蛋白中该酶的残基和胶原肽基-赖氨酸残基的形成,故缺铜的人常伴有免疫细胞的减少,抗病力降低,而易患病。

(3)锌:锌可维持胸腺和外周淋巴细胞正常功能,缺锌会导致胸腺及外周淋巴结萎缩,使淋巴细胞功能减弱,免疫细胞发育受到障碍,从而降低人体免疫功能和白细胞杀菌作用;锌参与核酸、蛋白质和能量的代谢及氧化还原过程,有利于免疫细胞的分裂、繁殖,保持体内均衡。适量的锌,可增强机体免疫功能;缺锌容易引起人体免疫功能紊乱,导致脑垂体发育不良,使生长激素,促性腺激素分泌不足,造成性器官发育障碍,儿童生长发育异常等。

(4)硒:硒可促进体内细胞和自然杀伤细胞活性明显增强,是免疫功能的增强剂;硒刺激免疫球蛋白及抗体产生,提高免疫球蛋白等的抗体能力,如果机体硒含量减少,免疫应答则会下降。硒能提高人体免疫能力,具有抗氧化作用,清除自由基和修复生物膜的损伤,防止细胞畸变,有防癌抗癌作用;如果抗体的活性下降,导致免疫细胞组织内抗氧化损伤能力减弱。缺硒还会使免疫系统趋化,吞噬,杀伤三大过程均有不同程度的影响,造成人体的免疫,防御,抗病能力下降。

(5)钙:钙在免疫细胞内信息传递,调节细胞膜的通透性和参与细胞分裂、增殖、代谢等方面起重要作用;免疫球蛋白生成,细胞因子释放,中性粒细胞及巨噬细胞的游动、吞噬、消化都离不开钙离子的释放作用。缺钙会引起免疫器官发生萎缩,会使免疫功能降低,机体易感染性增大而致病。

(6)镁:镁是细胞的激活剂和细胞线粒体的必要组分,镁能维持胸腺的形态功能,可使嗜酸性粒细胞在正常范围内运作。缺镁会致嗜酸性粒细胞增多,肥大细胞脱颗粒及胸腺萎缩变异,使淋巴细胞对各种抗原刺激,免疫反应性显著减少,尤其是免疫球蛋白、补体及血清杀菌素降低,机体抗病力减弱,易感染病症。

## 12. 为什么缺乏锌易导致免疫力下降

锌是身体微量元素中的一种,锌的重量只占体重的0.003%,也就是说,一个成年人体内有2~3克的锌。90%的锌都存留在肌肉与骨骼中,剩下10%的锌在血液中扮演举足轻重的角色。锌参与体内多种功能酶、蛋白质、DNA的合成及氨基酸代谢与细胞增殖过程,维持酶的结构、调节酶的生物活性及激素的生物学作用,减少过氧化脂质的生成,促进小儿身体、智力发育。同时,锌在免疫系统的形成、稳定调节及维持机体正常免疫功能方面也有着重要作用。

(1)锌缺乏可导致营养功能障碍,造成相应的免疫细胞功能降低。当缺锌时,胸腺素水平降,生成量减少,活性显著降低;白细胞介素(IL-2)产生减少,而 IL-2 具有广泛的免疫调节作用;胸腺、脾和外周淋巴结等免疫器官萎缩,淋巴细胞有丝分裂原的应激反应减弱、T 淋巴细胞数量减少且功能受损、干扰 B 淋巴细胞抗体的产生,影响体液免疫应答。缺锌后,机体对许多致病因子敏感性增高,使 T 细胞的功能降低,TH1 和 TH2 活性失调,削弱机体细胞免疫功能,使机体免疫力下降,各种疾病的易感性增加。

(2)锌缺乏破坏肠壁细胞绒毛结构造成腹泻,腹泻又会减少锌的吸收,增加细胞漏出身体原有的锌,从而造成人体双重缺乏锌。缺乏锌与腹泻形成了一个恶性循环,使患感染性疾病的风险增高。

## 13. 为什么缺乏铁易导致免疫力下降

铁具有维持正常造血功能,增强免疫功能的作用。缺铁会影响血红蛋白的合成及氧和二氧化碳的运输,导致缺铁性贫血;影响机体内多种酶的活性,使人体代谢发生紊乱,导致机体抵抗力下降、食欲减退、乏力、烦躁不安、精力不集中,影响生长、智力发展。人体的免疫系统对铁缺乏也比较敏感,铁缺乏会导致吞噬细胞的吞噬功能和杀菌功能降低,从而使人易患感染性疾病。小儿铁的缺乏主要发生

二、小儿免疫力低的病因与表现

在婴儿期,缺铁使吞噬细胞的杀菌能力受到损伤,进而影响机体的防御能力,导致小儿抗感染能力降低,易患感染性疾病。如铁的异常得到较好的纠正,可以增强小儿机体免疫力,抑制病毒感染的进一步蔓延,减少并发症的发生,对疾病的恢复和预后有一定的积极作用。

## 14. 为什么缺乏维生素 A 易导致免疫力下降

(1)维生素 A 是人体不可缺少的营养素之一,在人体的生理功能中起重要作用,除了维持视觉功能外,它还可以维持人体上皮细胞的正常分化,特别是呼吸道和消化道上皮。

(2)人体缺乏维生素 A 可使呼吸道上皮细胞角化,从而增加感染的可能性和危险性,而反复感染又加大了维生素 A 的消耗,使体内的维生素 A 更为缺乏,由此形成恶性循环。当维生素 A 缺乏时,这些部位的上皮细胞的组织结构就会受到损伤,发生分化不良,导致防御病菌的能力下降,使病毒和细菌能够乘虚而入。而且维生素 A 对维持身体的正常免疫功能也是必需的,维生素 A 缺乏时,即使是轻度缺乏也可使小儿体内的免疫球蛋白功能受损,增加对感染的敏感性,使身体的抗病能力下降。同时,还可降低小儿的细胞免疫力,削弱身体攻击细菌和病毒的能力,使小儿反复发生呼吸道感染,引起感冒、发热、咳嗽及肺炎等疾病。

(3)维生素 A 可以维持上皮和黏膜表皮的完整性,加强皮肤黏膜的屏障作用,使得细菌和病毒不能轻易穿过这些屏障进入人体,从而避免感染疾病。维生素 A 帮助人类建立一道天然的抗病毒屏障。这道健康防线一旦瓦解,病菌就会长驱直入。而一旦补充维生素A,这些孩子呼吸道感染的发病率就会降低20%～90%。

## 15. 哪些小儿容易缺乏维生素A

以下5种情况的孩子容易缺乏维生素A。
(1)早产儿、双胞胎、低体重儿。
(2)未能及时添加各种辅食的孩子。
(3)人工喂养儿或过早断奶的孩子。
(4)养成了偏食、厌食等不良饮食习惯的孩子。
(5)患有佝偻病或慢性腹泻的孩子。

## 16. 小儿为什么容易患感冒

空气中充满了各种各样的微生物,如细菌、病毒、支原体、衣原体、真菌等。在人体免疫力低的情况下,它们都可以成为感染的病原体。80%～90%的感冒是由病毒引起的,能引起感冒的病毒有200多种;10%～20%的感冒是由细菌所引起的。1岁以内的婴儿由于免疫系统尚未发育成熟,根本无法抵御感冒病毒的侵袭,所以更容易患感冒。

(1)免疫系统发育不完善:感冒与小儿机体的生理、解剖特点及免疫系统发育不成熟有关。孩子的鼻腔狭窄,黏膜柔嫩,黏液腺分泌不足,较干燥,对外界环境适应和抵抗能力较差,容易发生炎症。早产儿、有先天性缺陷或疾病的

## 二、小儿免疫力低的病因与表现

孩子,比如心肺功能不全,特别是患有先天性免疫疾病时,护理稍有不慎就会发生感冒。

(2)感冒与家长喂养方式不当有关:由于孩子生长发育快,那些因缺少母乳而采取人工喂养的孩子,以及过于娇惯、偏食、厌食的孩子,营养不良或不均衡,可能引起不同程度的缺铁、缺钙或维生素及蛋白质摄入不足。铁、锌和蛋白质等营养成分对免疫系统的各种球蛋白的合成,以及促进免疫细胞成熟、分化均起着重要作用,影响孩子机体的抵抗能力。身体缺乏维生素A,造成呼吸道上皮细胞纤毛减少、消失,腺体失去正常功能,溶菌酶和分泌的免疫抗体明显减少,屏障功能减退,会导致感染发生。而钙摄入不足可致小儿佝偻病,导致抵抗力低下,易受病毒、细菌感染。低钙可导致呼吸道上皮细胞纤毛运动减弱,使呼吸道分泌物不易排出。这些都是导致感冒的原因。

(3)感冒与周围环境不良有关:有的孩子家庭居室条件较差,阴暗潮湿;有的家庭喜欢终日将门窗紧闭,空气不流通;有的家庭成员嗜好吸烟,烟尘污染严重。环境不良、空气混浊,对呼吸道危害甚大,是诱发感冒的重要原因。有的家长给孩子穿衣过多或过少,结果不是出汗就是受凉,很容易诱发感冒。

(4)感冒与缺乏室外锻炼有关:由于客观条件限制,或重视不够,不少孩子缺乏户外活动。如我国北方及寒冷季节时间较长的地区,孩子大部分时间待在室内,很少有机会在户外活动;有的家长溺爱孩子,将孩子整天关在空调房间内。这些孩子一旦受点凉,就无法适应,极易发生感冒。

(5)与肺气虚有关：小儿易感冒除了有其生长发育不完善，许多脏器功能未臻成熟有关外。中医学认为小儿的生理特点是脏腑娇嫩，形气未充。肺为娇脏，小儿肺脏更为娇嫩。肺主一身之气，外合皮毛腠理，肺气虚则卫外不固，最易受外邪侵袭，故多见肺系疾患。随着小儿日趋长大，后天脾胃渐旺，就能运化水谷精微充养肺脏，肺气也会随之充足起来，则肺卫自固。小儿肺气虚表现在出生后身体羸弱，甚至弱不禁风，凡遇气候和环境变化，就会鼻塞流涕、头痛脑热、无汗或汗出，常有咽痛、咳嗽等，这是小儿肺卫不固最常见的体质状况。

## 17. 为什么小儿吃得过多易导致免疫力下降

有些父母担心孩子吃不饱，总喜欢给孩子多吃，可是吃得过多就爱生病。尤其是晚上，吃过饭没多久就睡觉，未消化的食物可产生内热，导致胃肠功能失调，抵抗力降低。如果吃饭时间过晚，加上运动量明显减少，很容易积食。所以，晚饭一般应在6时左右，这样到睡前胃里的食物基本就消化完毕。

中医学认为，小儿"脾常不足"，意思是说，孩子对乳食的消化吸收能力弱，因此不能给孩子过多、过腻和不易消化的饮食。否则，就会影响脾胃的消化功能，即"饮食自倍肠胃乃伤"，从而引发消化不良、发热和自汗等症状，还会影响体质的发育和健康，造成免疫力的降低而反复感冒。如果要想健康成长，就要保证孩子的脾胃功能正常，因为我们的一生都要靠脾胃的功能。不要怕孩子吃不饱,吃多了会积食,一上火就容易发热感冒,这就是"没有内热就引不来外感"。

父母可通过观察睡眠、食欲等判断小儿是否吃得多。如小儿在睡眠中身子不停翻动,有时还会咬牙;原来吃什么都香,最近却明显地食欲下降;小儿常说自己肚子胀、肚子痛。细心的妈妈还可以发现小儿鼻梁两侧发青,舌苔白且厚。严重的甚至还能闻到小儿呼出的口气中有酸腐味。掌握小儿大致的食量,不要因为爱吃而超量。

## 18. 为什么小儿睡眠过少易导致免疫力下降

睡眠时人体会产生一种称为胞壁酸的睡眠因子,此因子促使白细胞增多,吞噬细胞活跃,肝脏解毒功能增强,从而将侵入的细菌和病毒消灭。睡眠不良或不足会让体内负责对付病毒和肿瘤的 T 细胞数目减少,生病的概率随之增加。良好的睡眠可使体内的两种淋巴细胞数量明显上升。当人发热患病时,多多睡觉就会使体内胞壁酸分泌增多,从而使人体的免疫功能增强。如果小儿没有充足的睡眠,胞壁酸分泌少了,免疫功能也会随之降低,给细菌和病毒入侵以可乘之机。有些轻微的感冒,通过多睡觉可减轻或好转。让生物钟有节奏地转动,成长中的孩子每天需要 8~10 小时的睡眠。高质量的睡眠能促进小儿身体、智力和心理的正常生长发育,是小儿健康成长的重要保证。

## 19. 为什么小儿运动过少易导致免疫力下降

冬天天气冷,父母平日很少带孩子出门,再加上住在高楼大厦,更是懒得下楼。但是孩子正处在成长期,运动是必不可少的。如果运动量过少。不仅动作的协调能力下降,抵抗寒冷的能力也会降低,因此就会出现稍受点凉就感冒的状况。同时,体育锻炼可提高人体免疫功能,表现为血液中白细胞介素增多,进而增强自然杀伤细胞活性,消灭入侵之病原微生物。

小儿每天要保证有 2～3 个小时的室外活动时间。因为晨起天气较凉,所以可选择上午 10 时到下午 4 时的时间段在室外。在室外活动时,不必捂得过严,可露出脸、手,让阳光直接照在皮肤上,有利于体内钙质吸收。利用空气、水和阳光,让孩子经常到户外进行锻炼,以增强体质,提高抗病能力,促进智力的发育。让孩子赤手赤脚玩耍大有益处,动作千变万化,也会促使大脑不同部位快速做出相应的反应。

## 20. 为什么小儿穿得过多易导致免疫力下降

有些父母认为天气冷,孩子又小,要给他们多加衣服才对。殊不知,这样反而使小儿易生病。中医学认为,小儿为"纯阳之体"。阻挡自然界"邪气"的第一道防线叫作"腠理"。衣着过暖,容易生内热,而致"腠理开疏",就如同开门揖盗,外来邪气容易入侵。孩子正处在快速生长期,属于阳性体质,火力大,尤其是男孩子,如果穿得过多,就会导致体内生热,造成中医所说的上火,继而出现感冒。再者,如果穿得过多,运动时出汗多,毛孔开放,毛细血管扩张,再遇冷,易外感风寒。正像古人所说:"小儿无冻饿之患,有饱暖之灾。"适当的寒冷和节制饮食,可避免孩子感冒或反复感冒。

平时不要给小儿穿得过多,判断小儿是否穿得合适,可以摸手,如果手温热、无汗即合适。或摸后脖颈,以无汗为适宜。进行户外运动时,一定要给小儿穿轻便、透气,易于活动的外套。

## 21. 为什么剖宫产的孩子免疫力低

剖宫产的小儿更易生病,这与小儿的免疫力低有关。剖宫产小儿免疫力低的原因有以下 3 种情况。

(1)肠道内有益菌数量少:消化道早期定植的肠道菌群在小儿免疫系统的发育成熟过程中扮演着重要角色。这些益生菌携带着良好的基因,它们在婴儿无菌的消化道"安营扎寨",然后形成多样化的菌群,让人身体保持健康。新生儿出生时肠道是无菌的,自然分娩的小儿出生后肠道立即被来自母体和周围环境中的微生物定植,可促进新生儿免疫系统细胞因子的产生。而剖宫产没有接触到母体消化道和产道内的微生物,肠道菌群产生与发育明显滞后,可以改变或延迟新生儿肠道菌群早期定植并增加特异性疾病如腹泻、食物过敏等的发生率。

(2)免疫球蛋白数量少:一项剖宫产小儿免疫力的调查发现,剖宫产的新生儿脐血免疫球蛋白的含量明显低于自然分娩的新生儿,这是因为分娩时,剖宫产小儿没有经过妈妈的产道,无法受到宫缩的挤压,所以也就不能从母体获得更多的免疫球蛋白,因而免疫力降低了,抗感染的风险自然就被加大了。

(3)肺泡表面活性物质数量少:剖宫产小儿出生时没有经过子宫节律性收缩的刺激,肺泡的弹力不足,肺泡表面的活性物质产生速度要慢,并且数量也少,使得小儿更易并发呼吸系统的不适或更易患哮喘病。另外,剖宫产的孩子由于未经产道挤压,有 1/3 的胎肺液不能排出,出生后有的不能自主呼吸,即患上所谓的"湿肺"。而自然分娩方式可以让母体子宫收缩,经阴道出生可助婴儿把肺部积水挤压出肺外。因此,相对来说,自然分娩的孩子肺部的发育较好。

# 三、提高小儿免疫力的针对性措施

## 1. 如何提高剖宫产小儿的免疫力

(1)母乳喂养:乳铁蛋白来自母乳的免疫保护。乳铁蛋白广泛分布于哺乳动物乳汁和其他多种组织及其分泌液中。乳铁蛋白属于先天免疫系统的成分物质。除了能够结合和运输铁离子的主要功能外,乳铁蛋白还具有抗菌、抗病毒、抗寄生虫、催化,防癌抗癌、抗过敏和辐射防护的功能和属性。

正常人母乳中乳铁蛋白的含量为13.2毫克/毫升,占普通母乳总蛋白的20%。初乳中含6~14毫克/毫升。乳铁蛋白是母乳中的核心免疫蛋白,能帮助婴幼儿抵抗细菌、病毒等有害微生物,预防病毒引起的呼吸道感染及腹泻等婴儿常见疾病;同时,还可以促进婴儿的生长发育和增强造血功能,为婴儿构筑起健康成长的第一道防线,"吃母乳的小儿少生病"正是这个道理。

剖宫产的孩子想要提高免疫力,首选的是母乳哺育!

(2)添加益生菌,强化肠道免疫防线:人是否会得疾病,并不单一由自身基因决定,还与体内的各种菌的基因相关。因为人体在运作过程中,有体内的各种细菌、真菌参与其中,这种菌先天的好与坏,也决定了人的健康。益生菌在调整肠道功能的前提下,会通过刺激肠道免疫细胞,调节全身免疫。母乳喂养的有菌过程,利于肠道正常菌群的建立。这就是为何新生儿第一口应是母乳喂养的原因。如果因病无法母乳喂养的婴儿,可以适当添加益生菌。肠道分布着人体70%~80%的免疫细胞,是人体最大的免疫器官。益生菌有利于建立以双歧杆菌为主的健康肠道菌群,通过刺激肠道免疫细胞,可以增强剖宫产小儿的肠道免疫功能。

(3) 优化脂肪酸,呼吸系统更健康:婴幼儿哮喘的发病率与脂肪含量及脂肪中 ω6∶ω3 的比例有关系。无法母乳喂养的婴儿,可以选择剖宫产婴儿奶粉,因其合理配比,降低了亚油酸与 α 亚麻酸比例,优化了脂肪含量,可降低剖宫产婴儿哮喘的发病机会,提高机体免疫力。

## 2. 如何提高新生儿的免疫力

新生儿每天都会接触到细菌、病毒和其他微生物,在接触这些微生物时是否会得病,很大程度上取决于他们的免疫力强弱。因此,增强新生儿免疫力,减少小儿生病的机会是每个父母都需要关注的事情。新生儿的免疫状态与其营养状况、喂养的种类及生后良性刺激有着密切关联,父母如何提高新生儿的免疫力呢?

(1) 合理营养:新生儿期表现为高营养需求,有限的消化代谢功能,因此对营养既要求足够量来保证生长发育的需要,又不能过量喂养,以免造成新生儿胃肠道的过重负

## 三、提高小儿免疫力的通常措施

担,要适当掌握合理营养对增强体质和抵抗力最具有决定性的影响。每天摄取均衡的营养才能满足身体的需求及提高免疫力。蛋白质是构成免疫细胞和抗体的主要成分,一旦蛋白质缺乏则会造成免疫功能下降。维生素 C 能刺激身体制造干扰素,补充足够的维生素可增加抗体,清除病毒和细菌,从而增强免疫力。其他如胡萝卜素及营养素中的叶酸、维生素 $B_{12}$、烟酸、泛酸、铁、锌和酶等也都与免疫能力有关。

(2)预防接种:新生儿时期虽然从母体带来的免疫球蛋白获得了一些抗体,但对于许多传染病仍是一个高度的易感者。预防接种是抵抗病菌的有效方法,可以通过早期有效的预防接种来防止对新生儿危害最大的传染病的发生,如结核病、乙型肝炎等。新生儿时期细胞免疫系统的功能已经比较成熟,对结核杆菌已能产生相应的反应,因而目前在出生后即行卡介苗接种,能够对结核菌感染起到相应的免疫效果。已证实新生儿期接种乙肝疫苗后能得到很好的免疫应答效应,出生后立即预防接种乙肝疫苗,以后 1、6 个月再接种 2 次。预防接种的效果是肯定的,可使新生儿受到保护。

(3)母乳喂养:母乳比代乳品含有更多的免疫活性物质,它可供给新生儿所需的全部营养物质:蛋白质、脂肪、乳糖、维生素、铁,尤其是母乳中含有抗感染的抗体(免疫球蛋白)及抗感染的活性白细胞、双歧因子、溶菌酶等,它们具有增强免疫功能,阻止有害菌的生长,可减少小儿感染的机会。提前分娩的早产儿,由于从母体得到的抗体较少,自身免疫系统尚未发育成熟,皮肤黏膜的防御功能差,极易受到致病因子的侵袭而患病,因此早产儿更需要母乳喂养。

(4)新生儿按摩:按摩是通过对新生儿皮肤感官温和的刺激,引起全身神经、内分泌及免疫等系统的一系列良性反应,可促进胃肠激素的分泌,有助于增加小儿的食量,促进食物消化、吸收和排泄,加快体重的增长。按摩的同时还活动小儿的全身肌肉,使身体发育得更健壮。另外,皮肤刺激对增强免疫功能有直接和间接的影响,有益于新生儿的体格与心智的健康发育。

增强新生儿的抵抗力,减少小儿感染机会,除了均衡足够的营养、提倡母乳喂养、预防接种及积极有效地增强体质之外,小儿的护理者养成勤洗手的好习惯及加强居室内通风也是非常重要的。

## 3. 小儿预防接种疫苗越多免疫力越强吗

预防接种是通过注射疫苗针剂,使人体产生免疫功能,保护人们不受病原因子的感染。所有疫苗都是用病菌、病毒或是它们产生的相关毒素制成的,虽然经过减毒处理,但仍具有一定毒性,接种后可引起一定的反应。如果过多地注射疫苗,也易使人体自身产生免疫疲劳,降低自身免疫功能。这在医学上叫免疫麻痹,就好像我们吃200克的食物就饱了,获得的营养足以维持生命和工作;但为了多获得营养而拼命多吃,吃500克、1 000克,表面看来吃进去的食物多了,获得营养会几倍增加吗?事实上,由于胃肠不胜重负,

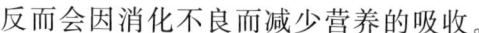

三、提高小儿免疫力的通常措施

反而会因消化不良而减少营养的吸收。

如果人体接种疫苗的种类过多,各种疫苗在产生效力时也容易互相干扰,引起交叉反应,使人体产生不适感,严重的甚至可能导致死亡。同时,多种疫苗的接种也会产生协同作用或者是干扰作用。搭配合适,可以起到加强免疫的效果;如果不合适,可以发生干扰现象,强者抑制弱者,因此大大减低了免疫力,甚至发生拮抗作用。

儿童计划免疫是通过大量科学实验制定的,既不能漏、少,也不可重复或多接种。只要按照程序执行,完全可以保护儿童免受疾病传染。因此,为避免发生不必要的反应,在不影响免疫力的情况下,应尽量减少接种次数和注射数量。这样,既可达到防病目的,又可减少不良反应的发生。

## 4. 提高小儿免疫力的误区有哪些

免疫系统如同保卫身体的战士,随时准备与侵入人体的细菌作战。免疫力的好坏,决定着小儿的健康状况。如何提高免疫力,成为妈妈们最关心的问题,一听说有能提高免疫力的方法,就不计代价、不顾后果地给小儿用,结果走入了很多误区。

(1)只吃细粮,不吃粗粮:作为营养素的主要物质蛋白质倘若摄取不足,免疫功能就会下降。对于补充蛋白质,人们总觉得给小儿吃得越精细越好。其实不然,粗粮可提供细粮所缺乏的营养成分,达到平衡膳食、合理营养的目的。小儿1岁之后,吃固体食物是最合适的选择。肉、蛋、新鲜蔬菜、水果品种尽可能多样,少吃各种油炸、熏烤、过甜的食品。

(2)不允许小儿生小病:天气一冷,妈妈怕小儿着凉,就不让小儿出门。这么一来,小儿的呼吸道长期得不到外界空气的刺激,得不到锻炼,更容易感染疾病。不得病的小儿永远没有免疫力。对于一些小病,妈妈只需要认真对待,密切观察,不必惊慌。很多研究证实,小儿经常患一些小病,有助于免疫力的提高,对预防严重的疾病很有好处。不要认为身体常生病的小儿就是抵抗力差。很多常生病的小儿会在4岁后患病次数逐渐减少,所以并不见得是抵抗力差。如果想小儿少生病,必须坚持预防为主的方针,加强日常户外运动和身体锻炼,逐渐提高小儿的体质和免疫功能,增强自身抗击病毒、细菌感染的能力。

小儿的免疫力,就是在接受自然训练的过程中逐渐壮大,通过无数次与病原体作战,免疫力得到反复锻炼,逐渐成为有经验的健康保卫系统。一般经过3年左右的时间,小儿的免疫力就可以达到成年人免疫力的2/3水平。

(3)越干净越好:免疫系统能对传染病原形成免疫记忆,万一再次遇上,可以很快将其消灭。如果你家太干净,小儿没有机会通过感染产生抗体,抵抗力反而会减弱,并可能导致过敏和自体免疫失调。美国科学家发现,人在婴幼儿时期的成长环境如果过于洁净,将影响其免疫系统发育,成年后更易罹患心脏病等。给小儿创造的环境不是不让他接触细菌,而是要控制接触细菌的浓度。平时要保持的是空气清洁,而不是无菌。小儿少量地、经常地接触细菌,对增强免疫力非常有利。平时只要使用一般的肥皂和水就能

## 三、提高小儿免疫力的通常措施

达到清洁目的,不需要用消毒剂消毒,也不要每天都使用。

(4)重视室内活动,忽略户外活动:如果担心天气变化、外面空气污浊、温度下降、易造成小儿生病,就门窗紧闭,这样做是完全不对的。68%的疾病与室内污染有关,这些污染物包括进入室内的大气污染物,如沙尘、灰尘、重金属、臭氧、氮氧化物等;人体自身新陈代谢及各种生活废弃物的挥发成分,如粉尘、皮屑、棉絮、纤维、各种寄生虫、香烟烟雾;建材装饰材料,如甲醛、氨、苯、臭氧和放射性物质氡等;日常生活用品如化妆品、杀虫剂、喷香剂、清洁剂等。从病菌、灰尘种类或总量来说,屋里一定比外面少,但从某一种细菌或病毒的浓度来说,屋里比外面多。病毒和细菌达到一定浓度才能致病,而密闭的环境有利于细菌和病毒的繁殖,通风的房间细菌浓度明显降低。每天带小儿到户外接受一些自然光照,有利于免疫系统正常工作。尤其是新生儿,每天的日晒可以有效防止佝偻病和尿布疹的发生。多带小儿到空气清新的公园、绿地等地方做户外运动,以增强体质,提高小儿的免疫力。应定时打开门窗换气,保证小儿的房间空气流通。每天至少换气两次,时间选择在上午9~11时和下午3~5时空气污染低的时段,每次不少于45分钟。

(5)提高免疫力靠药物:除了接种疫苗外,其他药物和免疫调节剂具有一定的抗御疾病能力,但其中所含的抗体,并不是针对某一种特定细菌或病毒的特异性抗病物质,因此不是万能的预防药。

最具有代表性的是丙种球蛋白。长期反复使用,会抑制自身合成丙种球蛋白的能力,降低抗病力,还有可能引起过敏等不良反应。一般来说,具有正常免疫功能的小儿是不需要的,若出现了免疫功能低下的情况可以酌情选用。在为小儿选择免疫调节制剂之前,最好到医院进行免疫功能测试,切忌盲目使用,否则不仅无助于增强小儿的抗病力,反倒可能招灾惹祸。

(6)动不动就用抗生素:感染不是很严重时尽量不要用抗生素,最好靠自身的抵抗力,使免疫系统得到锻炼。这样,当再次遇到同样的"敌人"时,已经训练过的免疫细胞便会产生有针对性的免疫力,从而保护身体安全。长期应用抗生素其实对人体是非常有害的,我们的胃肠道里面有正常的菌群,这种菌是人体必须有的,这个菌群的存在帮助人体进行正常的消化吸收。如果长期大量应用抗生素,抗生素杀菌时不会分哪些是有益的菌哪些是有害的菌,一并杀光。菌群遭到破坏,需要重新建立,如果正常菌群建立不起来,其他致病菌群就要占领肠道,导致疾病的发生。滥用抗生素会增加耐药性,还会引发其他疾病。

(7)轻睡眠重玩耍:小儿一天天长大,有了自己的想法,玩耍成了生活的主导。为了小儿不哭闹,为了减少自己看护的疲劳,大多数妈妈就依着小儿想玩就玩,结果导致小儿睡眠不足。睡眠不足会让体内负责对付病毒和细菌的淋巴细胞数目减少,生病的机会随之增加。充足的休息和睡眠可以使身体迅速恢复,尤其在小儿疲劳和疾病前后,休息和放松更不容忽视。每天应保证新生儿睡16～20小时,6～12个月的婴儿每天睡14～15小时。

三、提高小儿免疫力的通常措施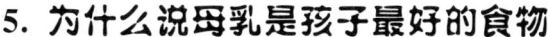

## 5. 为什么说母乳是孩子最好的食物

可以说母乳是人生的第一次免疫,用母乳哺育孩子,既是每位妈妈的天职,也是保证孩子健康成长的关键,它具有其他乳制品所无法比拟的优点。人的初乳中含有大量的抗体,其中尤以分泌性 IgA 含量丰富。分泌性 IgA 可使呼吸道黏膜增强抵御病原微生物侵入的能力,因此有预防呼吸道感染的作用。同时,初乳还能帮助孩子排出体内的胎粪、清洁肠道。即使母乳再少也一定要把初乳喂给孩子,以提高孩子的免疫力,减少生病的次数。

母乳中的蛋白质容易吸收,虽然含量只有牛奶的 1/3 左右,但主要是乳清蛋白,蛋白凝块小,容易消化。而牛奶中主要为酪蛋白,在胃酸的作用下,可形成凝块而不易消化。母乳中的牛磺酸、多肽含量明显高于其他乳制品,有利于孩子脑、视网膜、心脏等组织、细胞的发育。母乳中含有增强免疫力的维生素 A、维生素 C 和维生素 E,还有矿物质,为孩子的成长提供了强劲动力。母乳喂养可以保护孩子的消化系统、呼吸系统和耳部不受感染,这种保护甚至可以延续到母乳喂养结束后多年。妈妈应争取科学的母乳喂养,帮助孩子增强免疫力。

## 6. 断奶前后如何提高小儿免疫力

断奶前后是免疫力的脆弱期,需要精心呵护才能让小儿有效远离疾病。

(1)选择合适的时间断奶：断奶改变了小儿的饮食习惯，断奶后小儿不能继续从母体得到抗体，如果方式不当，会引起小儿拒食和情绪不良，导致机体免疫力低下，断奶最好在1岁左右。

(2)充足营养是提高免疫力的根本：小儿6个月大以后，母乳中的营养已不能满足其生长发育的要求，父母要及时、正确地给小儿加入配方奶粉和辅食配料。注意辅食添加的顺序和原则，食物的选择和制作方法，在营养上做好母乳与辅食的衔接，选择合适、营养价值高的断奶食品，同时注意维生素和矿物质的补充。

(3)多晒太阳，多运动：每天带小儿到户外晒太阳、呼吸新鲜空气。每天半小时的身体活动，就可以起到增强体质，增进食欲，促进小儿生长发育，促进淋巴细胞在体内的循环，提高机体对疾病的抵抗能力。

(4)创造良好的进食环境：对10～12个月的小儿开始训练独立吃饭的能力，给他创造一个整洁、安静、愉快的吃饭环境和气氛。

(5)及时预防接种：预防接种是人类抵御传染性疾病而采取的积极措施，如2个月内接种卡介苗；2～6个月口服脊髓灰质炎减毒活疫苗糖丸及接种百白破疫苗；6～12个月接种乙型脑炎疫苗、麻疹减毒活疫苗、乙肝疫苗、流行性脑膜炎菌苗等。

## 7. 如何提高初入幼儿园小儿的免疫力

随着年龄的增长，小儿身体的免疫系统逐渐发育成熟，

## 三、提高小儿免疫力的通常措施

抗体的产生能力也逐渐增加,通常小儿在 3 岁以后,机体抗病能力较 3 岁前会有明显的提高。但初入幼儿园,生活的环境发生了变化,接触的人群也相应加大,对于更多更广泛的病菌,小儿身体还没有建立起相应的免疫机制,因此这段时期的小儿也会比较脆弱,很容易生病。中国健康促进与教育协会项目办公室曾对 2 063 名幼儿园小班的幼儿家长进行信息调查,调查发现,有超过一半家长感觉到孩子进幼儿园后,生病的几率相对较在家时有明显上升,其中 44% 的孩子在第一学期生病超过 3 次,平均 1 个多月就生病 1 次。如何在这时帮助他们提高免疫力呢?

(1)均衡饮食:刚入幼儿园的小儿处于不断的生长发育阶段,对营养素的需要量相对较多,营养不足,抵抗力就比较差,所以一定要做到营养均衡,养成良好的生活习惯。幼儿园的饮食不可能照顾到每个孩子,可能这个孩子对某个食品不太喜欢,吃饭可能少了,孩子妈妈可以从总体来衡量一下食谱,只要谷类、肉类、蛋类、蔬菜、水果都有就可以。在幼儿园如果哪一部分的食品相对少一些的话,回家后可以相对补充一些这种食物,以达到总体的均衡就可以了。

(2)多给小儿喝水:多喝水可以促进小儿的新陈代谢,保持黏膜湿润,抵挡细菌,提高抵抗力。小儿入园后要培养饮水的好习惯,渴了随时喝。注意,要喝温白开水,而不是各种含糖饮料。

(3)多给小儿晒太阳:入园的小儿每天接受户外自然光照,减少缺钙,提高免疫功能。

(4)多到户外运动:孩子入园前应经常带孩子到户外活

动,多呼吸新鲜空气,少到人多的场所,鼓励小儿多运动,增强体质。

(5)保证充足的睡眠:提前了解幼儿园里的作息时间,并努力促使孩子按幼儿园的作息时间规律生活,保证充足的睡眠。

(6)多与其他小儿接触:有意识地培养孩子的适应交往能力,通过接触其他小儿,暴露在感染源下,可以刺激小儿的免疫反应,增强他的免疫系统,降低对过敏原起反应而引发气喘的机会。

人类的免疫系统发育成熟与神经系统的发育成熟有许多类似的地方。孩子在不断"试错"的过程中,智力才能得到锻炼,事实上,没有一个孩子从不犯错。免疫系统也是一样,通过不断与外界物质的接触,免疫系统也会得到锻炼,才会正常发育成熟。如同有的孩子到了一个新环境后,可能发生心理变化一样,这需要一个适应过程,一般要1年左右。只要通过加强和平衡孩子的营养、增进体格锻炼,孩子身体的免疫状况都会得到明显改善,并能很快适应环境。

## 8. 提高小儿免疫力不应盲目依赖药品和保健品

免疫低下有不同的类型,不同的类型中每个人受影响的环节也各不相同。在不清楚免疫低下类型的前提下,盲目使用提高免疫力的药物或保健品非但起不到效果,还可能造成不良的后果,诸如破坏免疫平衡,引起身体其他异常改变等。事实上,绝大部分生理性免疫低下的儿童并不需

## 三、提高小儿免疫力的通常措施

要特殊的治疗,只要通过加强和平衡孩子的营养,增强体格锻炼,孩子身体的免疫状况都会得到明显改善,能很快适应环境。这就好比一个国家有自己的军队不用,却用外国的军队,长期下去,不仅本国的力量得不到锻炼,严重的甚至丧失主权。外来力量的过度使用,不仅造成体质的削弱,甚至对自身器官也具有不可逆的伤害,比如过量服用抗生素,会对胃肠黏膜造成损伤(用药后的腹泻、不爱吃饭等),同时免疫系统也被这些抗生素毁了。很多父母不知道,普通感冒即使不吃药7天也是可以痊愈的。所以,小孩咳嗽、感冒、拉肚子、发热,不要轻易用药,把小儿的健康全部交给医生是对小儿不负责任的态度。每个生命都蕴涵着自愈的能力,过分强调外界的帮助必将造就一个空心的虚弱小儿。请年轻父母树立正确的养育观,在婴幼儿生长发育的过程中使用自然的护理方法,还给小儿一个建立自身强大免疫系统的环境。

免疫力其实是我们自身形成的一种能力,这种能力能让身体抵御外来的各种侵害,这种能力应该是我们自身的免疫系统对抗原物质产生的免疫反应的结果,而不是靠吃某些药物来提供的。有些药物可以提供极短时间的被动免疫,但终究不是长久之计。当细菌感染不严重时,尽量不要用抗生素,而是靠自身的抵抗力,使得免疫系统得到锻炼。对于一些免疫力低表现较重的孩子,家长的首要任务是在免疫专科医生那里明确孩子免疫力低的类型,如果不存在先天性或后天继发性免疫力低,也可以使用一些药物治疗,但必须在医生的指导下进行。

许多保健品不适合儿童服用,如人参、鹿茸、灵芝、银杏、乌鸡、鳖等,还有从海洋生物中提取有效成分制成的保健品,如深海鱼油。海洋生物,尤其是深海生物肝脏中提取出的鱼油,含有丰富的维生素A和维生素D、胡萝卜素、卵磷脂、牛磺酸等营养物,促进钙吸收和利用,改善、保护心脑血管功能,促进大脑发育,稳定细胞膜,减少和延缓细胞凋亡,提高机体免疫功能。但有的深海鱼油中含有类雄激素作用的物质,不适宜儿童吃,以免引起性早熟。

## 9. 牛初乳能否提高孩子的免疫力尚不确定

牛初乳就是从牛分娩后7天内的初乳中提炼出来的,含有小牛犊发育所需要的各种营养素及免疫物质,对于小牛来说是一种不错的营养品和免疫食品。婴幼儿在生长发育过程中,可以吸取自然界中的各种营养,包括牛初乳素。但是孩子服用牛初乳是否可以提高人的机体免疫力呢?

婴幼儿在生长发育过程中需要从两个方面来提高对疾病的抵抗能力:一方面是发展自身的免疫机制即自动免疫;另一方面是通过接种疫苗来提高机体免疫力,我们叫被动免疫。牛初乳虽然含有很多抗疾病的免疫物质,但是它只针对同一个物种来说是有意义的。人与牛不同属一个物种,各自面临的疾病是不一样的,面临的致病微生物也是不一样的。也就是说,牛患的疾病人不一定患,除非是人与牛共患的疾病。

外来的免疫物质通过生产加工失去了原来的生存环

境,牛初乳的活性、免疫机制及临床疗效等均不确定,牛初乳能否提高小儿免疫力的不确定因素太多。因此,提高孩子的免疫力除了按规定完成国家计划免疫接种外,就是要保证孩子发育所必需的营养素,还要进行科学的、合理的体格锻炼,让孩子在生长过程中刺激自己的免疫系统,自行获得免疫力是最佳的选择。

## 10. 给孩子定期注射丙种球蛋白好不好

有些患儿家长为使体弱多病的孩子恢复健康,认为丙种球蛋白是补药,便自作主张为孩子应用。这种做法好不好,要做具体分析:

(1)免疫缺陷病的患者不一定都需要使用丙种球蛋白:丙种球蛋白只对体液免疫缺陷者有效,对混合性免疫缺陷者效果有限。使用丙种球蛋白,注意其不良反应:①有报告表明,长期使用丙种球蛋白制剂的人,有18%出现过敏反应,包括面部潮红和肿胀、呼吸急促、恶心、呕吐、腹痛、血压下降、意识丧失,少数甚至导致死亡。②有产生抵抗抗体或抑制自身免疫球蛋白形成的作用。

(2)孩子生病切勿盲目滥用丙种球蛋白:如果孩子确实需用,应在免疫专科医生指导下,足量、按疗程用药,才能达到预防和治疗的效果。健康的儿童定期注射丙种球蛋白,是完全没有必要的。

## 11. 丙种球蛋白是预防感冒、提高免疫力的万能药吗

（1）丙种球蛋白具有一定的抗御疾病能力，但其中所含的抗体并不是针对某一种特定细菌或病毒的特异性抗病物质，因此不是万能的预防药。

（2）丙种球蛋白是被动免疫制剂。主要用于近期与传染病密切接触，又没有获得相应主动免疫力的人，注入人体后可以马上获得免疫力，只能作为一种临时应急的措施，如预防甲型肝炎、麻疹，并不具备预防感冒、提高免疫力的功效；而且引起感冒的病毒种类多，又经常发生变异，所以使用丙种球蛋白并不能有效地减少感冒发生。

（3）丙种球蛋白抗体在体内的有效浓度一般只能保持24周，随着含量逐渐减少，就没有预防作用了。

（4）小儿反复呼吸道感染，也可能是体内缺乏维生素A、钙、锌等营养素，不应盲目地自行使用丙种球蛋白，应及早去医生那里进行诊治。

## 12. 患免疫缺陷病的小儿应注意哪些事项

（1）营养丰富：免疫缺陷病患儿身体抵抗力差，应予高热能、高蛋白、高维生素、低脂肪饮食，少食多餐，定时定量。

（2）按时接种疫苗：患免疫缺陷病的小儿进行注射疫苗时，一定要在医生的指导下进行。有一部分患有原发性免疫缺陷病的小儿在预防接种后易发生重症感染，如治疗不

及时,甚至可导致死亡。对于存在反复肛周脓肿、反复出现各种较严重感染等免疫功能异常可能性较大的儿童,应尽早诊断和筛查,按医嘱选择注射型灭活疫苗。接种疫苗后,要适当休息,不要剧烈活动,注意保暖,24小时内禁止洗澡,以免感染,即使出现瘙痒,也不要让小儿乱抓,用止痒膏涂搽。

(3)有良好的居住环境:保持室内清洁,注意通风,并定期空气消毒,保持一定的温度和湿度。患儿一旦出现细菌性或病毒性感染症状,最好先检测是何种细菌或病毒感染,然后再服用对此类细菌或病毒较敏感的药物;出现高热惊厥时,最好先物理降温,减少体力消耗。

## 13. 小儿什么情况下需要用免疫增强剂

儿童免疫力不能靠药物来提高,免疫调节剂的不合理应用,大大降低了儿童上呼吸道感染预防和治疗效率。有的家长甚至为了提高孩子免疫力,长期将调节免疫系统药物作为保健品给孩子服用,这种滥用程度,大大影响儿童上呼吸道感染的预防和治疗,因此医学上我们提倡通过自身锻炼和合理饮食来逐步提高孩子的免疫力,不建议家长给孩子服用免疫调节剂。以下情况才考虑使用免疫增强剂:

(1)患儿免疫力低,反复呼吸道感染:即一年当中上呼吸道感染的次数超过7次,下呼吸道感染的次数超过4次,可酌情使用免疫增强剂。

(2)实验室检查改变:当患儿CD4细胞计数减少,或

CD4/CD8 计数比例明显减低的情况下,提示小儿细胞免疫功能低下,也可酌情用药。

(3)合并有其他疾病:如除了呼吸道感染外,容易患过敏性疾病如支气管哮喘、过敏性鼻炎、过敏性结膜炎等,可酌情使用免疫增强剂。

使用免疫增强剂要谨慎,不可滥用,应在医生的指导下服用。

## 14. 能提高免疫力的药物有哪些

通过药物对部分免疫功能低下的患者进行主动或被动免疫,从而使之获得一定的抵抗疾病的能力,是医学发展的新方向和新途径。

(1)西药:左旋咪唑、转移因子、核酪、胸腺素、匹多莫德、泛福舒、脾氨肽口服冻干粉(复可托)、免疫球蛋白等药物具有提高人体免疫力的作用。一些保健品如益生菌制剂、多种维生素、微量元素制剂等也有增加免疫功能的作用。

(2)中药:黄芪、鸭跖草、玉屏风散等亦有增强抵抗力,预防感冒及流感的作用。同时,黄芪加干扰素预防感冒的效果优于单独使用低浓度干扰素的效果。

应在医生指导下选择一种药物治疗或中西医结合治疗。

## 15. 春季如何提高小儿免疫力

春天是万物复苏的季节,也是小儿生长发育最快的季节,因此我们要注意供给小儿足够的营养,以满足其快速生长发育的需要；同时，春天也是细菌、病毒开始活跃的季节，所以我们要注意增强小儿的抵抗力，为孩子构筑一条健康防线。

(1) 注意增减衣服：春季气候干燥，气温变化无常，尤其是在一天中气温温差比较大，对于免疫力较低的小儿来说，感冒、腹泻是常有的现象。春季昼夜温差大，因而春季小儿穿衣要根据气候变化，随时随地给小儿增减衣服，才能保证小儿身体健康，提高抗病能力。

(2) 注意多饮水：入春后，小儿身体新陈代谢加快，热能需要加大，食欲增加，水的需要量增大，春季干燥，需水量更大。所以，即便孩子口不渴，也要定时定量喝水。

(3) 注意户外活动：入春后，小儿户外活动增加，要注意少带小儿去人多的公共场所，尤其是一些大型集会或者是在地下室建设的不通风的超市。养成良好的卫生习惯，注意洗脸、洗手、还要洗鼻子。特别要强调洗鼻：鼻腔既是呼吸道的门户，也是呼吸系统的过滤器，每天约有15 000升空气从鼻孔进出，容易干燥，积累灰尘。随空气流通，难免夹杂微生物病原。

## 16. 夏季如何提高小儿免疫力

夏季随着气温逐渐升高，各种病菌也就开始活跃起来了，以下方法可提高小儿免疫力：

(1) 帮小儿养成正确洗手的习惯：夏季是肠道疾病多发的季节，众所周知，病从口入，小儿如果没有良好的卫生习惯，很容易感染肠道疾病。爸爸妈妈在这方面要多加注意，帮小儿养成正确的洗手习惯。比如,小儿玩耍或上完厕所后一定要洗手;洗手还有小诀窍,洗手的时间要够,要使用洗手液或香皂,最好是流水洗手。另外,洗的部位要够,比如手掌相对搓揉、手背、手指间、指甲缝、关节部位、腕部都要洗干净。手的卫生是预防肠道传染病的第一道防线。

(2)经常开窗通风:夏季天气炎热,很多家长担心小儿中暑,把小儿关在空调房里。开空调降温,房间内长时间不通风,空气会变得混浊,感染病毒容易传播。另外,幼儿园和小学里孩子比较多,如果很少开窗,屋里空气流通不好,细菌、病毒也容易传播开来,影响小儿的健康。所以,一定要经常开窗通风,保持室内空气新鲜。

(3)多进行户外活动:天气比较好的时候,应该多带小儿出去活动,室外的新鲜空气在流动,病毒存活比较低;同时,小儿很喜欢在外边玩,小儿心情愉悦也有助于提高免疫力。不过也要避免让孩子去拥挤的公众场所,这些地方空气流通不好,可能混杂着细菌、病毒,外出回家要先洗手。

(4)预防肠道传染病:夏季肠道传染病活跃,小儿饮食要特别注意,如不要给小儿吃过多冷饮类及生冷的食物。夏天出汗多,要及时给小儿补充水分。有条件的可以给小儿吃益生菌,调理小儿的肠胃。这样,对小儿肠道健康有益,可以增强小儿的抵抗力,帮助抵抗外来病原并促进生长发育。

## 17. 秋季如何提高小儿免疫力

秋季来临,气候多变,冷热温差大,于是病毒很容易乘

## 三、提高小儿免疫力的通常措施

虚而入。如何增强小儿抵抗力呢?

(1)秋季开始耐寒锻炼:这是提高小儿对寒冷反应灵敏度的最有效方法。秋季添衣要掌握"春捂秋冻"的原则,根据天气预报和自身的感觉有计划地增减衣服,一般来说孩子比大人多穿一件单衣就可以了。由于秋天天气变化无常,所以要给小儿多准备几套薄厚不等的衣服,如果总怕孩子受冻,天气稍冷就给小儿加上厚厚的衣服,这样会给小儿造成一种恒温环境,没有经过寒冷锻炼,反而更容易感冒。耐寒锻炼方法如冷水浴就是一种最有效的方式,这是因为冷水浴能锻炼血管、神经,提高人体适应外界气候变化的能力。经过冷水浴的锻炼,皮肤血管的适应能力提高了,身体抵御寒冷的应激能力也会提高,同时冷水浴可提高神经系统的兴奋性,加速新陈代谢,从而改善各器官功能。应循序渐进地用冷水给孩子洗脸、擦身和淋浴,也可以带孩子进行慢跑、散步等户外活动,增强孩子体质。

(2)饮食应注重清热润燥:秋季气候干燥,孩子很容易发生咽喉干痛等"秋燥症",所以平时的饮食除营养丰富外,还应清热润燥。少给孩子吃刺激性和高热能的食物,多为他准备富含水分的蔬果和有营养的美食。蔬果和肉、蛋、豆制品里含有丰富的维生素,其中维生素C是体内的清道夫,能清除包括病毒在内的各种毒素,还可缩短感冒时间。B族维生素则能调节内分泌,提高身体免疫力,让秋季病菌无机可乘。

## 18. 冬季如何提高小儿免疫力

冬季骤然降温,不少儿童最容易患上呼吸道疾病,比如感冒、流感等。由于这一人群的抵抗力差,因此提高孩子的抵抗力成为此季妈妈们最关心的话题。中医主张,"扶正气、避毒气",即强调"未病先防"。

(1)适应环境:逐步让孩子接触、适应冬季气候,才能更好地抵御感冒。同时,要让孩子接受户外自然光照,这将是一个很好的习惯。在冬天晒太阳,最好不要隔玻璃窗晒,因为紫外线无法穿透玻璃照射到小儿皮肤上,从而达不到防止佝偻病的效果。

(2)足量的室外活动:呼吸道长期不接受外界空气的刺激和耐寒锻炼,就会特别脆弱,对病原菌抵抗力差,孩子极易患病。另外,骨骼长时间处于缺乏锻炼的状态,就会出现钙质流失现象,导致骨质疏松等问题的出现。婴儿的皮肤、呼吸道黏膜受到冷空气的刺激,促进大脑皮质形成条件反射以改善体温调节能力,增强机体对寒冷刺激的适应能力及对疾病的抵抗能力。所以,在冬季也不能让孩子"宅"在家里,要保证孩子足够的户外活动。

(3)加强营养:冬季气温低,小儿饮食要注意热能的摄入,要适当多选用一些高蛋白、高热能的食物,如肉、蛋类、奶、豆制品等;还要注意给孩子补充钙质和维生素,比如给孩子多吃一些牛奶、鱼虾等富含钙质的食物,还要让孩子适量口服鱼肝油以补充维生素 D。冬天绿叶蔬菜较少,孩子维生素的摄入量容易不足,容易引起皮肤干燥、抵抗力下降等一系列问题。所以,要注意多给孩子吃蔬菜水果,避免小儿出现维生素缺乏症。

(4)其他:充足的睡眠和规律的生活习惯,配合吃益生菌,定期注射疫苗等。

## 19. 如何让孩子获得最强的免疫力

要想减少病菌对小儿健康的伤害,首先应从外在环境上入手,最大限度地消灭病菌,减少小儿接触病菌的几率;而更重要的则是培养小儿强大的内在免疫力,只要免疫力增强了,即便不慎感染了病菌,也能够很快恢复健康。那么,应该如何从日常生活中入手,让孩子获得最强的免疫力呢?

(1)按时预防接种:要按期接种国家规定的各种计划疫苗,这是最基本的前提。接种疫苗就好像人体的免疫系统针对疾病进行的军事演习,并对疫苗中的抗原进行识别,加以记忆,进而制造出能歼灭这种抗原的武器。当这种病原微生物真的袭击人体时,人体的免疫系统便会使用相应的武器,将其一举歼灭。疫苗使小儿的体内产生抗体,这些抗体可以对抗特定的传染病毒,或使它们的危险性降低至最小。因此,接种疫苗是增强儿童免疫力最有效的方法。所以,妈妈们一定要按照医生的嘱咐,按时带小儿到医院或保健所注射各种疫苗。并为小儿保留每次疫苗注射的记录,以备进入幼儿园后,把记录交由幼儿园保健医生管理,作为小儿在幼儿园期间进行统一疫苗注射时的参考。另外,一定要让小儿参加全程全量的计划免疫。

(2)要给小儿充足的营养:抵抗疾病的侵扰,光靠疫苗是远远不够的,还必须有一个营养充分又均衡的身体才行,否则疫苗也无法有效发挥作用。营养充分了,身体才会更健康,免疫力才会更强。给营养不是单纯地"进补",由于身体还在发育阶段,各部位器官的功能尚不成熟,所以不适合直接补充各种补品,因为会给小儿的消化系统增加不必要的负担,最适合小儿的,应该是从日常饮食中均衡摄取各种营养。①小儿的饮食要趋于多样化。儿童从食物中得到自身需要的营养物质,如蛋白质、糖、脂肪、电解质、维生素和微量元素等。不同的食物所含营养素成分是不同的,没有哪种食物可以包括儿童所需的所有营养成分,因此爸妈要给孩子提供多样化的饮食。②饮食的结构要合理搭配。即荤素搭配、色泽搭配、品种搭配合理化。这要求爸妈在给孩子准备食谱时,要讲究艺术性,增加小儿对食物的兴趣,乐于进餐,养成健康饮食行为。③饮食要有规律性。因为早餐能补充孩子夜间的能量消耗,提供上午所需的能量和营养素,尤其是大脑需要的能量。不吃早餐会损害大脑,使儿童的认知能力和创造能力下降。同时,注意避免孩子挑食,合理搭配儿童的饮食也是增强免疫力的关键。

(3)培养良好的生活习惯:保证充足的睡眠,这也是增强小儿免疫力的重要方面。进行体育锻炼,是增强体质的有效措施。适当进行体育锻炼,可以加快小儿的体内循环,增强小儿的胃口,并有助于小儿休息。淋巴拥有很多抗感

# 三、提高小儿免疫力的通常措施

染细胞,而运动可以促进淋巴在小儿体内的循环。养成良好的卫生习惯,要做到"四要",即饭前、便后要洗手,生吃瓜果要洗净,要消灭蚊蝇,有病要早诊、早治;"三不要",即不要随地吐痰,不要随地大小便,不要吃腐烂瓜果。让孩子多接触阳光、新鲜空气和冷水;多喝水,促进体液循环,有效排出毒素。传染病流行期间,尽量不带孩子去公共场所,以减少感染机会。

## 20. 提高小儿免疫力要从日常做起

孩子的免疫系统尚未强固,这也是为何幼儿园里一个小朋友伤风,其他人可能也跟着感冒。据统计,幼儿每年伤风感冒的次数是6~10次。免疫系统负责保卫身体,免受细菌、病毒等传染性病原的侵害,可说是体内的保安人员。以下几招便能捍卫孩子的免疫系统,使其发挥最佳功效。

(1)疾病多发阶段提高警惕:孩子一旦过了6个月,婴儿体内的母体免疫球蛋白彻底耗尽,疾病的高发期从此开始。母乳喂养的孩子可能抵抗力会相对强一些,但也是根据不同体质因人而异。有些孩子是人工喂养,一样得病不多,有些是母乳喂养,反而经常生病;并不能因为这个而怪罪母乳,要相信母乳永远是婴儿最好的食品,只是个体差异和护理方法不同而已。所以,对6个月之后的孩子要比以往的日常护理更周全。尤其到春季、冷热交替的季节,都是感冒及各种疾病的高发季节,要特别注意从思想上重视起来。

(2)少穿衣、少盖被:小孩穿衣要"七分暖三分寒",如果孩子长期穿衣过多,手心经常是热热的,尤其是干热,不出汗,就不是一件好事。这样过不了多久,孩子就会肺胃蕴热,降低抵抗力,引发呼吸道感染。由于孩子自身的散热和排汗功能还不够完善,大人如果穿衣多了会觉得热、出汗、不舒服,而孩子就不一定。他又不会说话,只能这样热着。适当地减衣、减被后,摸摸孩子的小手,温温的就是温度适宜。熟睡时,脚也是温暖的,但不出汗,这就是最舒适的温度。

(3)宁可少吃不要多吃:"要得小儿安,常带三分饥和寒。"做妈妈的都是无比疼爱孩子的,喜欢看孩子多吃饭,恨不得天下的美食让孩子都吃尽。其实孩子的消化系统与他的免疫系统也是密切相关的。如果摄入食物过多,必然造成消化系统、代谢系统的超负荷运转,肾脏、肝脏负担过重。不久就会食积成滞热,留阻体内,影响正常循环,降低抵抗力,引发疾病。

(4)水是健康之源:众所周知,生命活动离不开水。多喝水可以保持黏膜湿润,成为抵挡细菌的重要防线。但到了小孩子身上,有时喝水变成了一件很困难的任务。添加辅食后的孩子,一定要每天加水。稍大一点儿的婴儿由于吃的食物成分已逐渐接近成年人,每天一定要喝水。喝水当然最好的是白开水。小婴儿肾脏功能发育不全,往往由于喂养不当肾脏功能受到一定的影响。喝水也是增强肾脏功能、滤出毒素的重要手段。身体代谢系统功能增强,消化系统、免疫系统都随之良好运转。体重18千克的孩子每天应喝1000毫升的水。

(5)有生病苗头时抓紧采取措施:在很多情况下,孩子

## 三、提高小儿免疫力的通常措施

有生病前兆时,妈妈如果能细心观察到,及时采取有效措施,是可以避免生病的。比如,孩子开始流清鼻涕,这明显是感冒的前兆。葱白煮水喝是在孩子刚开始流鼻涕时防止病情进一步发展的有效手段。煮法很简单,就是用大葱根部的一段葱白,约手指头那么长即可,加水煮约半小时,成300毫升左右。可放冰糖调味。在病还未发起时,也可以多喝点梨水,一般会有明显的效果。当然一旦病情发展,仅靠这些是起不到治疗作用的,必须配合药物治疗或及时去医院,以免贻误病情。

(6)增加孩子的户外户内活动:多让孩子接触新鲜空气和阳光,加强户外活动的好处是妈妈们都知道的。户外活动是提高呼吸道黏膜抗病能力的最有效手段,但户内活动也同样重要。相比而言,孩子在家的时间还是要比在外面的时间长一些。一定注意让孩子多多活动,比如爬行、走路、蹦跳等,不要总让他坐着玩。尤其每次吃完饭,稍休息半个小时之后,最好让孩子活动活动。孩子的活动量大了,身体得到锻炼,不仅食欲和消化好起来,连喝水也会比以前增多。

## 21. 中医辨证施治提高小儿免疫力

中医学称:"邪之所凑,其气必虚""正气存内,邪不可干"正说明了正气虚弱,免疫力差容易造成外邪的入侵,即病原体的感染,导致各种疾病;若自身之免疫力调节得当,则外邪不易入侵。小儿各方面发育尚未完全,所以先天的禀赋关系着体质的优劣,通常与遗传具有一些关联性,尤其是免疫力,因此对病毒及细菌的抵抗力较差,故而容易罹患感冒、支气管炎,甚至肺炎、脑炎、肾炎等各种疾病。应根据儿童的体质来辨证论治。中医学认为,常见免疫力不足的类型有以下4种。

(1)阴虚型:平时容易口干舌燥、夜间自觉身热、常常盗汗(睡觉时流汗)、心烦胸闷,一感冒就嘴巴破,这是属于中医"阴虚型"的免疫力不足。可以用荷叶15克,枸杞子15克,黄芪15克,生地黄15克,当归10克,莲藕200克,加水适量煎服,每日1剂。

(2)脾气虚:容易疲倦、中气不足、胃肠消化不好、常常一紧张就腹泻。可以用山药15克,薏苡仁15克,人参5克,莲子15克,黄芪30克,白米150克,加入适量的水煮成粥,既可增进食欲又可快速补充体力。

(3)血虚型:常常觉得头晕、睡不安稳、面色苍白、容易心悸,这是属于"血虚型"的免疫力低下。可以用黄芪30克,人参5克,当归15克,川芎10克,鹿茸10克,乌鸡半只,加水炖熟,喝汤即可。

(4)阳虚型:手足容易冰冷、面色苍白、怕冷、大便常不成形、腰酸。可以用五味子10克,人参10克,麦门冬10克,当归10克,黄芪30克,羊肉150克,加入适量水、葱及姜,炖熟后喝汤食肉,可改善体质。

要让孩子百病不侵,首要的就是提高自体免疫力。在调养过程中,注意补益正气,一旦外邪侵袭人体,体内的正气会奋起抵抗,疾病也就不会发生了。因此,正气对人体非常重要,决定着疾病的发生、发展和预后。

# 四、食疗对小儿免疫力的保护

## 1. 食物疗法与免疫力

我们往往习惯于把生病的原因怪罪给那些细菌、病毒。其实细菌和病毒，只能在免疫力低下的人身上才能制造疾病。因此，人得病的真正原因是免疫力低下。造成免疫力下降的原因很多，心理失衡、营养不良、噪声、郁闷、高楼、空调、生活没有规律、锻炼不得法、乱用药品、生活无序等都是造成现代人免疫力低下的原因，其中营养不良是重要原因之一，全面均衡的营养能帮助提高免疫力。

通常把人体对外来侵袭、识别和排除异物的抵抗力称为"免疫力"。人体的免疫力大多取决于遗传基因，但是环境的影响也很大，如饮食、睡眠、运动、压力等。其中饮食具有决定性的影响力，因为有些食物的成分能够协助刺激免疫系统，增强免疫能力。如果缺乏这些重要营养成分，就会严重影响身体的免疫功能。因为营养不良会导致孩子的免疫系统反应迟缓，免疫细胞工作水平低下，使它们打击细菌的力度不够，效率较低。当孩子吃得较少或营养不够时，他们的免疫细胞产生的抗体就少，而且协调免疫细胞工作的信息传递分子的产生速度也就减慢下来。饮食营养不均衡、营养缺乏会影响到免疫系统的各个方面。因此,孩子免疫力的提高可以通过加强营养,或者是通过锻炼和适量服用增加免疫力的食品,而不应依赖于任何保健品和药物。

食疗是利用食物防病治病,或促进病体康复。食物疗法和药物疗法有很大的不同,食物治病最显著的特点之一,就是"有病治病,无病强身",对人体基本上无毒副作用。也就是说,利用食物(谷肉果菜)性味方面的偏颇特性,能够有针对性地用于某些病症的治疗或辅助治疗,调整阴阳,使之趋于平衡,有助于疾病的治疗和身心的康复。但食物毕竟是食物,它含有人体必需的各种营养物质,主要在于弥补阴阳气血的不断消耗。因此,即使辨证不准确,食物也不会给人体带来太大的危害。正如名医张锡纯在《医学衷中参西录》中所说:"食疗病人服之,不但疗病,并可充饥,不但充饥,更可适口,用之对症,病自渐愈,即不对症,亦无他患。"食疗用品在剂型、剂量上不像药物那样有严格的规定,不能随意更换,它可以根据孩子的口味习惯进行不同的烹调加工,使之味美色艳,寓治疗于营养和美味之中。因此,食物疗法可作为药物或其他治疗措施的辅助手段,共同起到保健强身、提高免疫力的作用。

## 2. 为什么说食物是免疫细胞活力的来源

免疫力是指人体防御机制,是人体识别和消灭外来侵入异物的一道保护墙,免疫力的高低直接关系人体生病与否。人体的免疫系统总是在与致病源做马拉松式的斗争,以阻止其对人体的危害。在与致病因素进行旷日持久的斗争中，免疫系统从何处获得它生产抗体的基本生物活性物质？来源就是食物。

一种营养物质的缺乏首先会在免疫细胞的数量及活跃程度上体现出来。蛋白质对维持整个免疫系统和免疫细胞的正常功能都是至关重要的，它是构成白细胞和抗体的主要成分，蛋白质严重缺乏时，将无法生成足够的白细胞和抗体，最后造成免疫功能的下降。对免疫系统有特殊影响的生物活性物质主要还有：维生素 A、维生素 $B_6$、维生素 $B_{12}$、维生素 C、维生素 E 和锌、硒、铜、铁、β 胡萝卜素或番茄红素及某些脂肪物质。这些物质有的能激活人体内上百种激素和酶，有的能使 T 淋巴细胞在与细菌、病毒斗争时显得更为活跃，它们能提供免疫系统生产抗体的所需物质，从而确保抗体维持在一定水平。因而，饮食营养具有决定人体免疫力高低的作用。

## 3. 草本植物类食物的免疫功能有哪些

所有的草本植物类食物对于我们人体而言都有非常大的益处，在研究中主要发现有 3 大功能：一是调节内分泌功能，通过对内分泌的调节可有效地稳定免疫系统。二是自然清除功效，在平时生活中多吃些草本植物，可有效地清除潜入人体内的有害物，同样可以起到很好的保护免疫系统的功效。三是向人体提供大量的维生素、矿物质及其他特殊养分，营养免疫系统。

因此在平时生活中,妈妈要想增强孩子的抵抗力,那么就应该多吃些山楂、生姜、橘子、香菇、大豆、丝瓜等草本植物,以此来保护小儿的免疫系统正常运行。一般植物根据功能分为3大类:①植物营养素,可以在癌形成过程中抑制癌细胞的扩散与成长。主要的蔬菜有黄豆、仙人掌、西兰花、花椰菜、芥蓝;水果为橘子、草莓等。②抗氧化剂,防止老化,延缓衰老。来源于葡萄籽、玫瑰、蔬果等。③多糖体,具有活化免疫细胞,增强免疫的功能。来源于各种菇类(香菇、灵芝、木耳、蘑菇)。蘑菇可诱发干扰素的产生,还可增加白细胞的数量,使白细胞更有活力,从而使其变得更具有攻击力,这对人体抵抗感染无疑是件好事。

吃蔬菜和水果时需要注意方法,比如吃苹果的时候最好是连皮一起吃,这样抗氧化剂会很强。豆类包括黄豆、黑豆、绿豆,黄豆对于免疫系统是最好的,因为黄豆的营养价值是最高的。

## 4. 提高小儿免疫力的六种营养素是什么

如果说人体是一部高效率运作的机器,那么这六大营养素就是组成各大部件的原材料,它们共同协作,渗透到人体每个系统和器官,包括防御系统和免疫器官。当外界不良因素入侵时,人体及时摄入这些原材料,合成抗体或加强代谢,帮助消除毒素,杀死病菌,提高免疫功能,维护机体的健康。

(1)蛋白质是免疫力的主动力:蛋白质是构成人体细胞

的基本元素。因为免疫系统绝大部分是由蛋白质制造的,这些组成部分在人体内每天都在自然的工作和消亡,因此就需要不断地激活这些富含蛋白质的成分。身体如果严重缺乏蛋白质,会促使淋巴细胞的数量减少,造成免疫功能严重下降。多摄取高蛋白质的食物,能够帮助小儿提高免疫力。新鲜的肉类、鱼类、蛋类、乳制品、蘑菇等食物蛋白质含量高。

(2)维生素 A 能提高免疫细胞数量:维生素 A 与细胞的完整性有关,能够帮助细胞对抗氧化,如果身体缺乏维生素A,会使得胸腺及脾脏的体积缩小,相对的免疫细胞的活力也会随着降低。摄取足够的维生素 A,就能够增进免疫细胞的活力,提高免疫细胞的数量。肝、蛋、奶、瘦肉、胡萝卜、甜菜、甘蓝、芥菜、菠菜、红薯、南瓜等食物富含维生素 A。

(3)维生素 C 是有效的抗氧化物:维生素 C 有增加白细胞吞噬细菌的能力,以及增强胸腺及淋巴细胞的能力,帮助人体增加抵抗力及提高血液中干扰素的含量,是有效的抗氧化物,可抵抗破坏性分子,是增强免疫力的维生素之一。柑橘、番茄、青椒、草莓、卷心菜、西兰花、油菜、洋葱、土豆等食物含维生素 C 丰富。

(4)维生素 E 是自由基的克星:维生素 E 是自由基的克星,同时也可促进抗体产生。维生素 E 在一定剂量范围内能促进免疫器官的发育和免疫细胞的分化,提高机体免疫功能,提高对感染的抵抗力和降低死亡率。橄榄油、亚麻油、蛋黄、生菜、辣椒、牛奶、小麦面包、白菜、花生等食物富含维生素 E。

(5)缺乏B族维生素影响抗体产生:B族维生素与体内的抗体、白细胞产生有关,缺乏B族维生素会影响淋巴细胞的数量及抗体的产生,而且也会造成胸腺的萎缩。因此,免疫力较弱的孩子可以多摄取这一类的食物,来增强免疫力,如肉类、绿叶蔬菜、全谷类等食物。

(6)矿物质提高免疫力:人体所必需的微量元素共有14种,分别是铜、铁、锰、锌、硒、氟、碘、铬、钴、钼、镍、硅、钒、锡,它们在人体中发挥着重要的生理作用。这十几种元素的均衡、协调、相互作用,确保免疫器官正常运作。人体若缺乏微量元素,就会影响自身的免疫功能,免疫力下降或免疫功能紊乱。人体主要通过食物链摄取营养元素,因此必须保证各种微量元素的摄入,才能使孩子的免疫系统尽快强壮起来。日常生活中可以多吃海鱼、牡蛎、大白菜、扁豆、白萝卜、南瓜、花生、全谷物食品补充矿物质。

## 5. 富含优质蛋白质的食物有哪些

蛋白质是构成人体细胞的基础物质,在我们身体内有重要生理作用的酶类、激素、抗体、核酸等都由蛋白质组成,所以蛋白质是人体不可缺少的营养素。所谓优质蛋白质,是指那些含种类齐全、数量充足的氨基酸,并且容易被人体消化和吸收的蛋白质。

优质蛋白质食物包括鱼、瘦肉、牛奶、鸡蛋、豆腐及豆制品。牛奶中的酪蛋白、鸡蛋中的卵清蛋白、黄豆中的豆蛋白为最优质的蛋白质。被人体的消化吸收率均在96%以上。

目前有许多研究表明,黄豆的营养价值高于一些动物性食品。首先是因为它处于食物链的底层,所含的环境毒素较少,其次是它含有有益于心脏的ω3脂肪酸和卵磷脂,黄豆中的亮氨酸和异亮氨酸也具有极好的提高免疫力的作用。

既然蛋白质这么重要,是不是越多越好呢?由于社会上"蛋白粉"的出现,爱子心切的爸爸妈妈大多都很想问一个问题——是否需要给孩子添加蛋白粉?其实只要合理调配食物,平衡营养,完全没有必要。摄取蛋白质很重要,可是一味追求高蛋白质,又会加重孩子身体的负担。1～2岁的孩子每天吃肉类40～50克,豆制品25～50克,鸡蛋1个就可以满足需求了。在肉类、鱼类、豆类和蛋类中含有大量优质蛋白,可以用这些食物炖汤或用肉末、鱼丸、豆腐、鸡蛋羹等容易消化的食物来喂养孩子。

## 6. 富含维生素A和维生素C的食物有哪些

从营养学角度来说,维生素A可以增强人体上皮细胞的功能,对感冒病毒产生抵抗力,它可以强健咽喉和肺部的黏膜,保持它们正常的新陈代谢。如果体内维生素A充足,那么外界侵入的病毒就无法通过健康的黏膜而繁殖。维生素C在免疫方面的功效主要是它在机体内氧化形成的物质可以杀死滤过性病毒。

小儿维生素A每日的需要量是1 000单位。深绿色的蔬菜、胡萝卜都是维生素A的最佳来源。食物通常可分为动物性食物,如鱼肝油、鸡蛋等;植物性食物,主要有深绿色或红黄色的蔬菜、水果,如胡萝卜、红心红薯、芒果、辣椒和柿子等;药食同源的食物,如车前子、防风、紫苏、藿香、枸杞子等。

维生素 C 在新鲜水果和某些蔬菜中含量丰富,花椰菜、番茄、辣椒、枣、葡萄、刺梨中的维生素 C 含量都较高。尤其是枣和刺梨的组织细胞中含有大量的生物类黄酮,可以保护维生素 C 不被氧化破坏。可以将这些蔬菜加工成细碎软烂的菜末炒熟调味,给孩子拌在饭里喂食。要注意也应该给孩子吃些水果,但是水果不能代替蔬菜,1～2 岁的孩子每天应吃蔬菜、水果共 150～250 克。

每日补充一定量的维生素 A、维生素 C,对提高免疫力都有很好的效果。

## 7. 药食同源的食物有哪些

早在 2000 多年前我国古代医书中就具有"药食同源"的思想。多吃药食同源的食物,可以增强抵抗力和免疫力。改善膳食结构是控制疾病和恢复健康的最佳策略。为孩子选用一些"药食同源"的食物,这些食物既含有丰富的多种营养素,又都味甘性平,只要适量进食,不失为孩子强身壮体的天然食物滋补佳品,更可提高身体的免疫力。

(1)菌菇类食物:一些野生蘑菇,如牛肝菌、金针菇、蚝蘑、冬菇、香菇不仅有非常好的口感,而且对人体健康大有益处,可以增强人体的免疫功能并有防癌作用。

菌菇类中的多糖类有明显增强孩子的免疫功能作用,

## 四、食疗对小儿免疫力的保护

还可以改善心血管功能。例如,银耳含有17种氨基酸、钙、维生素等,有滋阴润肺、生津养胃的作用。香菇、蘑菇所含的多糖类化合物,能预防佝偻病及贫血。常吃蘑菇或喝蘑菇汤可提高人体的免疫功能,不易患呼吸道感染,还可净化血液中的毒素,对预防小儿白血病很有帮助。在食用野生蘑菇时最佳方法是与土鸡一起熬鸡汤,菇类中的有效成分溶解在汤内可提高人体吸收率。鸡汤本身也有提高呼吸系统免疫力的功能,可谓双效合一。不过,吃香菇时最好先用沸水焯一下,这样可以避免刺激孩子娇嫩的胃。蘑菇保存不当容易发霉,最好放在通风干燥处。

(2)黄、绿色蔬菜:纤维素可预防便秘,提供肠道通畅良好的吸收环境。水果的果寡糖帮助肠道有益菌生长,就像在小肠、大肠铺一层免疫地毯一般,帮助提高肠道免疫力。孩子若不喜欢蔬菜,可以将它剁碎,混合谷类或肉类做成丸子、饺子或馄饨,就容易接受了。

(3)薏苡仁:对易感冒、口臭、舌苔腻的孩子很适用。薏苡仁含有蛋白质、钙、磷、铁、B族维生素等。性味甘淡、微寒,有健脾止泻、利水渗湿、清热排脓及增强免疫细胞功能、提高免疫力的作用。

(4)山药:对平时脾胃虚弱、免疫力低的孩子适用。山药含有钙、磷、糖、维生素及皂苷等,有健脾补肺、固肾、清热解毒、滋养强壮之作用。

(5)番茄:含有多种抗氧化强效因子,如含有的番茄红素、胡萝卜素、维生素E和维生素C,可修补受损的细胞和保护细胞不受损害,提高孩子免疫力,并能降低孩子因严重腹泻而导致的死亡率。番茄中含有大量的维生素C,多吃一些可促使孩子摄取到丰富的维生素C,从而提高孩子的抗病能力,减少呼吸道感染的发病率。当孩子的皮肤受到过多日晒或紫外线灼伤时,多吃一些熟番茄,还可以帮助皮肤组织快速修复。番茄所含的维生素P(即芦丁)可保护血管。孩子多吃些番茄可促进脑发育。吃番茄最好微煮后加入少许橄榄油,使番茄红素更多地被人体吸收。

(6)豆制品:豆制品及大豆含有丰富的蛋白质、铁、胡萝卜素、维生素、锌、硒等。有补虚清热,生津润燥、清热解毒功效。特别适合于消化不良、易感冒、营养欠佳的孩子食用。例如,豆浆有独到的营养价值,既富含小儿生长发育所需的蛋白质,又含有抗菌物质,这些物质具有增强免疫力的功能,非常适合孩子食用。另外,还具有清热补虚、通淋化痰的作用,是一种物美价廉的滋补饮料。但每次不宜给孩子喝的量过大,否则容易引起消化不良、腹胀和腹泻。

(7)鹌鹑蛋:适合营养不良、易感冒的孩子食用。鹌鹑蛋含有高质量蛋白质、磷、钙、铁、芦丁、芸香等。鹌鹑蛋的蛋白质、维生素$B_1$、维生素$B_2$、钠和铁、核黄素和烟酸的含量都比鸡蛋要高,而胆固醇含量却比鸡蛋低。具有补益气血,强身健脑等作用。

(8)青鱼:适用于脾胃虚弱、体弱多病的孩子。青鱼中除含有丰富蛋白质、脂肪外,还含丰富的硒、碘等微量元素,故有抗衰老、抗癌、增强体质的作用;青鱼肉性平、味甘,归脾、胃经;具有补气化湿、养胃醒脾功效,是营养佳品。

(9)大枣:适用于脾胃虚弱、气血不足、神疲乏力、易感

## 四、食疗对小儿免疫力的保护

冒的孩子。枣含有糖、钙、磷、铁、维生素C、维生素P等,是"天然的维生素丸",具有补益脾胃,养血安神功效。近年还发现有增加环磷酸腺苷活性、强身、保肝、抗变态反应等作用。

(10)优酪乳:孩子正值身体快速增长及脑神经发育期,对蛋白质及钙质的需求量相当高。所以,乳类制品为婴幼儿期最佳的营养来源。优酪乳是乳制品中可以兼顾营养与改善肠道环境的饮品,很适合儿童期的需要,不过孩子要满1岁以后才能喝。

若想提高孩子的免疫力,请不要给孩子吃高油、高糖的精致加工食品。多吃天然食品,多吃富含维生素和矿物质的蔬菜、水果。此外,也不要让孩子偏食而导致营养失调。均衡优质的营养,才能造就小儿优质的免疫力,轻轻松松远离疾病。

## 8. 能增强机体免疫功能的食物有哪些

(1)山楂:山楂深受人们的喜爱,它的功能主要是助消化、保护心血管、降低血脂、平稳血压、抗炎、减肥、抗肿瘤、清除自由基、增强免疫力。

(2)大蒜:大蒜有抗菌消炎的作用,可保护肝脏、调节血糖,保护心血管,抗高血脂和动脉硬化,抗血小板凝集。营养学专家发现,大蒜提取液有抗肿瘤的作用,建议每日生吃大蒜3～5克。

(3)沙棘:沙棘生长在半丘陵地带,维生素C含量丰富,对造血系统有促进作用,可抗疲劳、保护消化道、清除自由基、改善血管系统和增强免疫力。

(4)螺旋藻:螺旋藻的蛋白质含量高达60%～70%,生物价值为68%。螺旋藻含有丰富的胡萝卜素、维生素E和其他维生素,可提高体液的pH值,纠正酸性体质,使人体处于略碱性,从而提高人体免疫力。螺旋藻含多种人体必需的微量元素,如钙、镁、钠、钾、磷、碘、硒、铁、铜、锌等。硒能激活脱氧核糖核酸(DNA)修复酶,刺激免疫球蛋白及抗体的产生,捕获自由基,降低或抵抗体内某些金属的毒性,抑制一些致癌物质的致癌作用。

(5)花粉:花粉是植物的精华,经常服用可抗衰老、抗疲劳、增强中枢系统的功能,增强身体的免疫功能。

(6)芦荟:芦荟与大蒜、洋葱、野百合一样属于百合科多年生草本植物,主要生长在干燥炎热的地区,具有极强的生命力,可清热排毒、缓泻、消炎抗菌、增强免疫力,还可护胃保肝和护肤美容。

(7)生姜:既是调味品又是营养品,主要作用是抗凝血、降血脂、预防脑中风,切成薄片生吃效果最好。

(8)香菇:从古到今,香菇一直被称为"长生不老药"。它对病毒有极好的过滤作用,如"香菇火锅宴"是强身壮体的药膳。

(9)蜂胶:蜂胶能提高人体吞噬细胞吞噬病毒和细菌的能力,使机体免疫处于动态平衡的最佳状态,被称为"天然免疫增强剂"。

(10)牛奶和黄豆:牛奶和黄豆都属于高蛋白食品。牛

# 四、食疗对小儿免疫力的保护

奶中的酪蛋白和卵清蛋白可增强呼吸道和内脏器官抗感染的能力,防止病毒和细菌粘到呼吸道上。黄豆中的大豆蛋白被人体消化、吸收和利用的程度极高,它和乳蛋白同样可以构成体内的抗体。

## 9. 能增强免疫力的水果有哪些

(1)苹果:苹果有"果中之王"的美誉。含有维生素A、B族维生素、维生素C、钾等营养成分。能促进新陈代谢,调节生理功能,是天然的止泻剂,可有效调理婴幼儿的肠胃。太新鲜的苹果易有涩味,买回不妨放几天再吃。苹果营养价值非常高,其中的果酸可促进消化吸收,纤维素可促进排便,果胶可治疗轻度腹泻,所富含的锌元素有助于孩子增强抵抗力。因此,多给孩子食用苹果可预防很多疾病。吃较多苹果的人远比不吃或少吃苹果的人感冒机会要低。多吃苹果可以改善呼吸系统的功能,保护肺免受污染。

(2)柠檬:柠檬含有维生素A、B族维生素、维生素C、钾、钙等营养成分,因含丰富的维生素C,故能增进幼儿排毒功能,促进新陈代谢,对防止感冒、治疗流鼻涕有独特疗效。柠檬水具有杀菌作用,特别能杀死口腔中的有害细菌,从而保持口气清新。可泡柠檬蜂蜜汁给孩子当解渴饮料。

(3)葡萄:含有维生素C、铁、镁等营养成分。维生素C和铁有健胃清肠、排除毒素、补充铁质、预防贫血、增强体力的效果。小儿吃葡萄时,要特别注意,别误吞入葡萄子。

(4)菠萝:菠萝含有维生素$B_1$、维生素C和钙等营养成分。具有健全幼儿消化系统功能,促进新陈代谢,增强免疫功能,吃菠萝前用淡盐水浸泡才不会太涩。

(5)梨:梨是令人生机勃勃,精力十足的水果。它水分充足,富含维生素A、B族维生素、维生素C、维生素D、维生素E和微量元素碘,能维持细胞组织的健康状态,帮助器官排毒、净化,还能软化血管,促使血液将更多的钙质运送到骨骼。但吃梨时一定要细嚼慢咽才能较好的被吸收。

(6)草莓:吃草莓能培养耐心,因为它属于低矮草茎植物,生长过程中易受污染,因此吃之前要经过耐心清洗,先摘掉叶子,在流水下冲洗,随后用盐水浸泡5~10分钟,再用凉开水浸泡1~2分钟。之后,你才可以将这粒营养丰富的"活维生素丸"吃下。

## 10. 吃水果认识上的误区有哪些

(1)水果什么时候吃都有益无害:水果并不是可以随意食用的,因为其中含有较多的有机酸和单宁类物质,有些水果还含有活性很强的蛋白酶类,可能对胃产生刺激和伤害,出现胃痛、胀气、腹泻、消化不良等症状。如果在饭前1小时吃水果,不仅可以有效地帮助我们抑制食欲控制体重,同时还可以有效地消除熟食的不良刺激,从而起到保护人体免疫系统的功效。

(2)水果可以代替蔬菜:水果中含有的矿物质和维生素的数量远远小于蔬菜。如果不吃蔬菜,只靠水果绝对不足以提供足够的营养素。廉价蔬菜有时优于水果。就维生素

## 四、食疗对小儿免疫力的保护

C的含量来说,廉价的白菜、萝卜都比苹果、梨、桃高10倍左右。而青椒和花椰菜的维生素C含量是草莓和柑橘的2~3倍。水果也有胜过蔬菜的地方,如水果含有有机酸和芳香物质,在促进食欲、帮助营养物质吸收方面具有重要作用。而且水果不需烹调,没有营养损失问题。

(3)水果含的维生素特别多:其实大多数水果的维生素C含量并不高,其他维生素的含量就更加有限。维生素共有13种,来自多种食品。若想单靠水果提供所有维生素是极不明智的。比如,要满足人体一日的维生素C推荐量,需要摄入5千克富士苹果,这绝对是不可能完成的任务。富含维生素C的水果有鲜枣、猕猴桃、山楂、柚子、草莓、柑橘等,而平时常吃的苹果、梨、桃、杏、香蕉、葡萄等水果的维生素C含量甚低。芒果是含胡萝卜素最多的水果。柑橘、黄杏、菠萝等黄色水果中也含有少量胡萝卜素。

(4)水果代餐有益健康和美容:人体一共需要将近50种营养物质才能维持生存,特别是每天需要65克以上的蛋白质,20克以上的脂肪,以维持组织器官的更新和修复。水果含水分85%以上,蛋白质含量却不足1%,几乎不含必需脂肪酸,远远不能满足人体的营养需要。

(5)多吃水果可以减肥:实际上,水果并非能量很低的食品。因为具有令人愉快的甜味,其中糖分的含量往往达到8%以上,而且是容易消化的单糖和双糖。尽管水果按重量计算所含热能比米饭低,但因为水果味道甜美常让人爱不释口,很容易吃得过多,所以摄入的糖分往往超标。

(6)削去果皮就可以解决农药问题:很多人担心水果被

农药污染,吃的时候总是把表皮削去,以为这样就可以防止污染、安全享用了。其实为了防治害虫,很多农药是施在根部的,也有一些直接打入树皮内,从内部解决害虫问题。这类施药方式造成的残留,显然是无法用削皮解决的。水果当中营养素含量最高、风味最好的部分恰好在表皮附近,只要将水果彻底洗净,带皮食用比较科学。

(7)高档进口水果营养更好:许多人以为昂贵的"洋水果"一定营养价值更高,其实不然。进口水果在运输过程中便已经开始发生营养物质的降解,新鲜度并不理想。同时,因为要长途运输,往往不等水果完全成熟便采摘下来,通过化学药剂保鲜,可能影响水果的品质。

## 11. 母乳喂养最能提高小儿免疫力

(1)母乳喂养的优点:母乳中含有大量的免疫物质,能增加婴儿机体免疫力及抗病能力,可防止婴儿受病毒的侵害而少生病。可以说母乳是人生的第一次免疫,因此不要错过给小儿母乳喂养的机会。

①母乳喂养是有菌的过程,有利于肠道正常菌群的建立。肠道中的有益细菌有助于形成强大的肠道屏障,阻止有害细菌和过敏原进入血流;有益菌可阻止有害细菌的生长,防止有害细菌黏附到肠道细胞壁上,有助于巩固肠道相关的免疫系统。

②母乳中含有免疫球蛋白,帮助小儿抵抗可能遭遇的感染性病原体。

## 四、食疗对小儿免疫力的保护

③母乳中含有低聚糖,对增强婴儿的免疫力有重要作用。人乳低聚糖是小儿肠道中大量有益菌的食物,这些低聚糖有助于有益菌的繁殖,使其数量增多。

④母乳中免疫细胞由白细胞组成,白细胞通过直接作用或者激活其他防御机制而发挥抗感染作用。

⑤母乳中有帮助小儿免疫系统成熟的因子,这些因子的作用使新生儿黏膜层的渗漏处闭合,使病原菌和其他可能有害的东西难以侵入肠道。

(2)使母乳充足的方法

①早开奶。孩子在出生30分钟内,就应该吃母乳,这样有利于母乳的分泌。

②频繁有效地吸吮。孩子的吸吮能促进妈妈垂体分泌更多的泌乳素,进而使乳房产生更多乳汁。孩子频繁有效的吸吮,是下奶的最好方法。所以,妈妈奶越少,越是要让孩子勤吃。尤其是产后的头几天,虽然看上去奶量不多,但妈妈泌乳的反射十分强烈,而且乳汁中的抗体等物质含量最高,初乳对孩子以后的健康成长是至关重要的。

③心情愉快。新妈妈应保持愉快的心情,充分的休息和充足的营养对于下奶也有很大的好处。新妈妈一定不要忽视产前对乳房的护理。

④适当方法催乳。新妈妈也可以吃一些促进催乳的汤,如鲫鱼汤、猪蹄黄豆汤、乌鸡汤、山药炖母鸡等。有些药物有催乳的作用,如果需要,可以请医生酌情开处方。

⑤喂养方法正确。正确的喂养方法及含接姿势也是非常重要的。

总之,新妈妈们只要有足够的信心,掌握正确的喂养方法及上述注意事项,相信奶水会很充足的。

## 12. 怎样给婴儿添加辅食

随着婴儿消化吸收功能的逐渐完善,营养需要也应逐渐增加,到婴儿5个月时,无论是母乳喂养、人工喂养或混合喂养的孩子都应按照下述方法添加辅助食品,为断奶做好准备,使婴儿适应各类食物,慢慢过渡到年长儿、成年人的饮食。

婴儿胃肠道嫩弱,对接纳新辅食的适应力较差,添加不当容易引起消化功能紊乱。对此,应注意以下问题:按孩子月龄大小和实际需要,循序渐进地添加,切勿操之过急;从少量到多量、从一种到多种、从稀到稠、从细到粗的添加辅助食品的原则。开始添加辅食的时候,要先试着喂稀糊状的食物,逐渐过渡到糊状食物,最终到固体食物,必须有这样一个过程,才能使孩子吞咽和咀嚼功能的慢慢成熟,逐渐适应固体食物。如果家庭自制的辅食不能做到种类和营养全面,可以根据婴幼儿营养需求在家庭普通自制辅食的基础上,每天给孩子补充专门配制的辅助食品。

## 13. 微生态制剂能提高小儿免疫力

所谓微生态制剂,是利用正常微生物或促进微生物生长的物质制成的活的微生物制剂。也就是说,一切能促进正常微生物群生长繁殖及抑制致病菌生长繁殖的制剂,都

## 四、食疗对小儿免疫力的保护

称为"微生态制剂"。由于其有调节肠道之功效,可快速构建肠道微生态平衡,因而可防止和治疗腹泻、便秘。

用微生态制剂改善体内生态环境提高免疫力的研究和使用由来已久。研究表明,以肠道双歧杆菌、乳酸杆菌为代表的有益菌群具有广谱的免疫性,能刺激负责人体免疫的淋巴细胞分裂繁殖,同时还能调动非特异性免疫系统,去"吃"掉包括病毒、细菌、衣原体等在内的各种可致病的外来微生物,产生多种抗体,提高人体免疫能力。

水苏糖是一种良好的微生态制剂,因自身可分解出甘露三糖、蜜二糖等免疫功能因子,这些功能因子能促使人体产生免疫球蛋白,能中和病毒、毒素及致病菌等生物活性抗原,有效促进消化道内有益菌增殖,抑制致病菌增长,具有广泛的保护作用,从而提高自身免疫力。

人的肠道有大量的有益菌,用来抵挡入侵的有害细菌。酸奶或调制酸乳是健康菌种如双歧杆菌、乳酸菌、酵母菌等极好的来源。对于健康儿童,不妨多喝含乳酸菌的酸奶,增加健康菌群;而体质较弱者可以用微生态制剂调节体内微生态平衡。当孩子有如下情况之一,就应考虑尽快补充微生态制剂。

(1)服用抗生素时:抗生素尤其是广谱抗生素不能识别有害菌和有益菌,所以它杀死敌人的时候往往把有益菌也杀死了。这时候或者过后补点益生菌,都会对保持肠道菌群的平衡起到很好的作用。

(2)营养不良时:消化不良、牛奶不适应、急慢性腹泻、大便干燥及吸收功能不好引起的营养不良时,都可以给小儿补充微生态制剂。

(3)特殊时刻:对于免疫力低下或者需要增强免疫力的特殊时刻,补充微生态制剂能够有备无患。

(4)带孩子外出旅游时:当带孩子外出旅游时可带点益生菌类产品,如果孩子胃肠不舒服,服用后能够有效缓解。

目前,小儿常用的人用微生态制剂有:枯草杆菌二联活菌制剂、双歧杆菌四联活菌制剂、双歧杆菌乳杆菌三联制剂、地衣芽孢杆菌活菌制剂、酪酸梭菌活菌制剂等。

## 14. 南瓜为何能增加孩子的免疫力

在食物短缺的年代,南瓜曾经当饭大显身手,但时至今日的小康社会,为什么南瓜还这么受欢迎呢?因为南瓜中含有多种有益成分。

(1)多糖类:南瓜多糖是一种非特异性免疫增强剂,能提高机体的免疫功能,促进细胞因子生成,通过活化补体等途径对免疫系统发挥多方面的调节功能。

(2)类胡萝卜素:南瓜中丰富的类胡萝卜素在机体内可转化成具有重要生理功能的维生素A,从而对上皮组织的生长分化、保持正常视觉、促进骨骼的发育具有重要生理功能,使小朋友生长发育维持健康状态。

(3)矿物质元素:南瓜中高钙、高钾、低钠,此外还含有磷、镁、铁、铜、锰、铬、硼等元素。

(4)氨基酸和活性蛋白:南瓜中含有人体所需的多种氨基酸,其中赖氨酸、亮氨酸、异亮氨酸、苯丙氨酸、苏氨酸等含量较高。

（5）维生素和果胶：南瓜内含有维生素和果胶，果胶有很好的吸附性，能黏附和消除体内细菌毒素和其他有害物质如重金属中的铅、汞和放射性元素，能起到解毒作用。果胶还可以保护胃肠道黏膜免受粗糙食品刺激，促进溃疡愈合。南瓜所含成分能促进胆汁分泌，加强胃肠蠕动，能够促进食物消化。

因此，南瓜是增强小儿免疫力的最佳辅食之一，可做南瓜大麦羹、南瓜藕粉羹等给孩子吃。

## 15. 胡萝卜怎样吃营养价值高

胡萝卜又称黄萝卜，是一种营养丰富、老幼皆宜的好菜蔬，誉称"小人参"。胡萝卜中最负盛名的成分就是胡萝卜素。胡萝卜素进入人体被吸收后，可转化成维生素 A，所以胡萝卜素又叫维生素 A 原。倘若常吃胡萝卜，满足人体对维生素 A 的需要，不仅养眼、养黏膜，不容易得夜盲症和感冒，而且能增强人体的抗病能力，加上胡萝卜含有大量的木质素，也有提高机体抗病能力的作用。孩子生长要比大人需要更多的维生素 A 原，也就是胡萝卜素。缺乏维生素 A 的孩子容易经常患呼吸道感染。

怎样吃胡萝卜更有营养呢？胡萝卜生吃没有营养。胡萝卜虽然被称为"维生素 A 的宝库"，但维生素 A 是脂溶性物质，只有和食用油或肉类一起烹调，才能充分被人体吸收。所以，胡萝卜不适合生吃。从烹调方法来说，用高压锅炖胡萝卜比较好，因为它减少了胡萝卜与空气的接触，使其中β胡萝卜素的保存率高达97%,在体内的消化吸收率可达90%。为了便于孩子的肠道吸收,用胡萝卜做菜时最好先切碎,或蒸、煮后再弄碎,或捣成糊,以帮助孩子更好地吸收胡萝卜的营养。

## 16. 常食香菇能预防小儿感冒

小儿容易感冒,是由于很多原因引起的。大部分是因为免疫系统发育不成熟导致的。因此,最好从预防的方面入手。

(1)香菇热能低,蛋白质、维生素含量高。香菇含有丰富的蛋白质与维生素,而且热能不高,非常适合孩子食用。香菇能提供小儿身体所需的多种维生素,对小儿生长发育很有好处。香菇中含有一般蔬菜所缺乏的麦甾醇,麦甾醇可转变为维生素D,能促进小儿体内钙的吸收,并可增强人体抵抗疾病的能力。

(2)经常食用香菇对于增强小儿免疫力,预防感冒也有良好的效果。香菇不仅含有丰富的营养,而且香菇内的某些物质还可以增强小儿的免疫力。孩子是经常感冒的一个群体,所以吃香菇是预防感冒的一个很好的选择。

(3)鉴于小儿消化系统比较娇弱,做香菇时一定要洗净、蒸透、煮烂。要想充分吸收香菇的营养,最好选择干香菇。

(4)香菇与豆腐同食可健脾养胃,增加食欲。香菇加上鸡腿,可提供高质量蛋白质。香菇配以有滋补功效的鸡腿一起炖食,可在低热能的前提下有效地补充高质量蛋白质。香菇不宜与番茄同食,以免破坏类胡萝卜素,降低营养价值。因为香菇含有丰富的生物化学物质,与含有类胡萝卜素的番茄同食,会破坏番茄所含的类胡萝卜素,使营养价值降低。

## 17. 常食白萝卜能提高免疫力

白萝卜能提高免疫力,是因为白萝卜含有丰富的维生素C,有维生素C就可以提高免疫力。白萝卜含有能诱导人体自身产生干扰素的多种微量元素,可增强机体免疫力,并能抑制癌细胞的生长,对防癌、抗癌有重要意义。在我国民间白萝卜有"小人参"之美称,也有"萝卜上市,医生没事""萝卜进城,医生关门""冬吃萝卜夏吃姜,不要医生开药方"之说。明代著名医学家李时珍在《本草纲目》中提到:白萝卜能"大下气、消谷和中、去邪热气"。他对白萝卜也极力推崇,主张每餐必食。

白萝卜营养成分除含葡萄糖、蔗糖、果糖、多缩戊糖、粗纤维、维生素C、矿物质和少量粗蛋白外,还含多种氨基酸。此外,白萝卜中的B族维生素和钾、镁等矿物质可促进胃肠蠕动,有助于体内废物排出。

白萝卜性平,味辛、甘,入脾、胃经。中医学认为,白萝卜有消食、化痰定喘、清热顺气、消肿散淤之功能。大多数幼儿感冒时出现喉干咽痛、反复咳嗽、有痰难吐等上呼吸道感染症状。多吃点爽脆可口鲜嫩的白萝卜,不仅开胃助消化,还能滋养咽喉,化痰顺气,有效地预防感冒。

给孩子吃白萝卜最好能竖着剖开,这样白萝卜的头、腰、尾都均衡。俗话说:"萝卜头辣,腚燥,腰正好。"这是因为白萝卜各部分所含的营养成分不尽相同所致。如果幼儿很怕辣,可以剥掉萝卜皮,将萝卜切丝、切片蘸糖,或是做成糖醋萝卜、萝卜骨头煲,幼儿喜欢吃。

每100克白萝卜的营养成分见表2。

表2 每100克白萝卜的营养成分

| 成分名称 | 含量 | 成分名称 | 含量 | 成分名称 | 含量 |
| --- | --- | --- | --- | --- | --- |
| 可食部(克) | 95 | 水分(克) | 93.4 | 能量(千卡) | 21 |
| 能量(千焦) | 88 | 蛋白质(克) | 0.9 | 脂肪(克) | 0.1 |
| 糖类(克) | 5 | 膳食纤维(克) | 1 | 胆固醇(毫克) | 0 |
| 灰分(克) | 0.6 | 维生素A(毫克) | 3 | 胡萝卜素(毫克) | 20 |
| 视黄醇(毫克) | 0 | 硫胺素(微克) | 0.02 | 核黄素(毫克) | 0.03 |
| 烟酸(毫克) | 0.3 | 维生素C(毫克) | 21 | 维生素E(T)(毫克) | 0.92 |
| 钙(毫克) | 36 | 磷(毫克) | 26 | 钾(毫克) | 173 |
| 钠(毫克) | 61.8 | 镁(毫克) | 16 | 铁(毫克) | 0.5 |
| 锌(毫克) | 0.3 | 硒(微克) | 0.61 | 铜(毫克) | 0.04 |
| 锰(毫克) | 0.09 | 碘(毫克) | 0 | | |

## 18."黑色食品"与免疫力

"黑色食品"是指含有天然黑色素的动、植物食品,无论是动物还是植物,由于含有天然黑色素,其色泽均呈乌黑或深紫、深褐色。常用的黑色食品有:黑米、黑麦、紫米、黑荞麦、黑豆、黑豆豉、黑芝麻、黑木耳、黑香菇、紫菜、发菜、海带、黑桑葚、黑枣、栗子、龙眼肉、黑葡萄、黑松子、乌鸡、黑海参、黑蚂蚁菜等。现代医学认为,黑色食品不但营养丰富,且多有补肾,保健益寿,防病治病,乌发美容等独特功效。黑色食品保健功效除与所含的三大营养素、维生素、微量元素有关外,其所含黑色素类物质还具有清除体内自由基、抗氧化和抗肿瘤作用。黑色食品大多性味平和,补而不腻,食而不燥,对肾气不足的小儿尤其有益。

黑色食品具有显著增加机体免疫力的作用。经常食用可显著提高人体抗病能力,且有利于儿童发育。

## 19. 提高小儿免疫力的菜肴汤羹方

(1)旱蒸南瓜

食谱原料:南瓜 500 克,米粉 50 克,淀粉 50 克,生姜 5 克,大蒜 5 克,辣大酱 20 克,白糖 10 克,辣椒面 5 克,青蒜苗 25 克,味精 2 克,豆油 100 克,油纸 1 张,精盐 3 克,麻油 5 克,泡菜汁 5 毫升。

制作方法:①将南瓜洗净,去蒂、去皮、去籽,切成 12 厘米长、5 厘米宽、4 毫米厚的片条,用盐稍腌渍,滚上米粉、淀粉,放入豆油锅中煎炸呈黄色,捞出,放入蒸碗中加泡菜汁,封上油纸,放入蒸锅中,隔水蒸熟,取出,待用。②青蒜苗择洗干净,切成马耳形,姜、蒜切成指甲片,待用。③炒锅放豆油,烧热,放入辣大酱,稍炒,再下姜蒜片、白糖、味精、辣椒面,以及蒸好的南瓜片,急速翻炒,出锅,入盘,淋入麻油即可。

特点介绍:此菜香辣微甜,咸酸适口,易于消化。南瓜中对人体的有益成分为多糖、氨基酸、活性蛋白、类胡萝卜素及多种微量元素等。

(2)南瓜豆腐泥

食谱原料:南瓜半个,豆腐1块,高汤适量。

制作方法:①把南瓜去皮去籽囊,切成小块煮烂,磨成泥状。②嫩豆腐切成小块放在高汤中煮熟,取出豆腐块,也磨成糊状。③南瓜和豆腐按1∶1的比例拌和。

特点介绍:南瓜口感柔软味甜,含有多种丰富营养,豆腐含有钙质,易消化,尤适合小儿食用。

(3)南瓜泥

食谱原料:南瓜20克,米汤2勺。

制作方法:将南瓜削皮,去籽;蒸熟后捣碎并过滤,再和米汤放入锅内用文火煮。

特点介绍:采用单一的品种,适合刚开始添加辅食的小儿,妈妈们可以用单一品种的辅食来观察孩子的接受情况,预防过敏。

(4)鲜奶鱼丁

食谱原料:净青鱼肉150克,蛋清1个,精制油、盐、糖、味精各少许,葱姜水、牛奶及水淀粉各适量。

制作方法:①将净鱼肉洗净制成鱼茸后,放入葱姜水、盐、味精、蛋清及水淀粉,然后搅拌均匀。②炒锅放入精制油,烧熟后将油倒出;这时再往锅内加少许清水及牛奶,煮

## 四、食疗对小儿免疫力的保护

沸后加盐、白糖,然后放入鱼茸,煮沸后用水淀粉勾芡,淋少许熟精制油即可装盆。

特点介绍:将鱼肉制成鱼糕后烹制成的荤肴,既可以免除孩子容易被鱼刺哽喉的危险,又容易使营养成分充分消化和吸收。同时,此菜肴奶香味十足,且鱼茸鲜嫩、色泽白洁,十分吸引孩子,因此是1岁半以上小儿的理想菜肴。

(5)三丝鳜鱼

食谱原料:鳜鱼50克,香菇丝15克,冬笋丝15克,红、绿彩椒丝各15克,盐、胡椒粉、蛋清各少许。

制作方法:①鳜鱼切片,加盐和胡椒粉腌制片刻备用。②用鱼片将香菇丝、冬笋丝和红、绿彩椒丝卷紧,抹蛋清摆入盘中,上锅蒸熟即可。

特点介绍:鳜鱼含有蛋白质、脂肪、少量维生素、钙、钾、镁、硒等营养素,肉质细嫩,极易消化,对儿童来说,吃鳜鱼既能补虚,又不必担心消化困难。冬笋是一种富有营养价值并具有医药功能的美味食品,质嫩味鲜,清脆爽口,含有蛋白质和多种氨基酸、维生素及钙、磷、铁等微量元素还有丰富的纤维素,能促进肠道蠕动,既有助于消化,又能预防便秘的发生。香菇具有高蛋白、低脂肪、多糖、多种氨基酸和多种维生素的营养特点。由于香菇中含有一般食品中罕见的伞菌氨酸、口蘑酸等,故味道特别鲜美。

(6)鳜鱼卷

食谱原料:鳜鱼1条(400克),葱、姜、玉兰片、香菇、胡萝卜、盐、淀粉、番茄沙司、料酒、植物油各适量。

制作方法:①葱、姜、玉兰片、香菇、胡萝卜切丝,加适量盐、料酒拌匀。②用蛋清、湿淀粉、盐、料酒制芡浆。③鳜鱼剖洗干净,分成两片,剔去骨刺,将带皮的一面贴菜板,片连刀片(一刀断皮,一刀不断皮),用制好的芡浆浆好。④在浆好的鱼片中,放入玉兰片丝、香菇丝、胡萝卜丝、葱姜丝卷成鱼卷,放盘中上屉蒸15分钟取出。⑤油锅烧热,放入番茄沙司炒透,浇在鱼卷上,将生菜和小番茄点缀在盘边上即成。

特点介绍:鳜鱼营养丰富,肉质细嫩,易消化,对于小儿来说,既能补虚又易消化。

(7)鱼泥胡萝卜泥米粉

食谱原料:河鱼或是海鱼、胡萝卜、米粉各适量。

制作方法:①将河鱼或是海鱼蒸熟,取出肉,并小心将鱼刺全部除去,压成泥即可。②做好的少量鱼泥,连同胡萝卜泥一起拌在米粉里。

特点介绍:胡萝卜素有"小人参"之美称,其外表虽粗而其色其味备受小儿喜爱。每100克胡萝卜中含钙19毫克,磷23毫克,铁1.9毫克,维生素C 6毫克,烟酸0.3毫克,β-胡萝卜素3毫克,还含有丰富的蛋白质、丙氨酸、天门冬氨酸、赖氨酸等9种氨基酸,以及十多种酶、葡萄糖、果胶、B族维生素和许多矿物质。

(8)番茄鱼片

食谱原料:草鱼肉200克,豌豆30克,洋葱、番茄酱各50克,植物油、白糖、盐、淀粉各适量。

制作方法:①将洋葱切成片备用。草鱼肉切成厚片,加入淀粉上浆,放入沸水锅中氽熟,备用。②锅内加油烧热,放入洋葱片煸香,倒入豌豆,加清水焖至八成熟。③加入番茄酱、

四、食疗对小儿免疫力的保护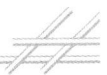

白糖、盐,放入鱼片,翻炒均匀即可。

特点介绍:这道菜每种食材都有助于提高免疫力,而且出锅的色泽很漂亮。

(9)豌豆黄

食谱原料:白豌豆1000克,白糖500克,大枣150克,食用碱2克。

制作方法:①将白豌豆去皮碾碎,大枣洗净上锅煮烂制成枣汁待用。②火上坐砂锅或铝锅,注水约3000毫升,下入白豌豆、碱面,开锅后用小火煮约一个半小时,成稀糊状时,过细罗使白豌豆成细泥状。③铝锅上火,将豌豆泥加入白糖、大枣汁搅拌均匀,倒入铝锅内,翻炒至起稠,倒入不锈钢盘子里,晾凉,上面盖湿布放入冰箱,吃时用刀切成小块即可。

特点介绍:豌豆含丰富的维生素C、蛋白质、叶酸、铁、钙、镁、锌,对于胃肠虚弱经常腹泻的孩子可助消化、开胃口、增进食欲、促进肠黏膜吸收。豆类中含有的蛋白质,对孩子脑组织和骨骼的发育有更大的帮助。

豌豆中富含人体所需的各种营养物质,尤其是含有优质蛋白质,可以提高机体的抗病能力和康复能力。豌豆中富含粗纤维,能促进大肠蠕动,保持大便通畅,起到清洁大肠的作用。

(10)菠萝珍宝饭

食谱原料:菠萝、胡萝卜、糯米饭、玉米粒、香菇、荸荠、素火腿、豌豆、椰子乳、橄榄油、盐、咖喱。

制作方法:①香菇、素火腿切丁,荸荠压碎,将这些材料与豌豆、玉米粒等混合。②用橄榄油热锅,放入咖喱及刚刚混合好的配料,炒好后放入糯米饭炒均匀最后放入切成丁的菠萝炒匀后,淋上椰子乳提味,起锅放入挖空的菠萝中,同时用竹签刺穿菠萝皮,放入烤箱烤约12分钟即成。

特点介绍:菠萝营养丰富,果肉中除含有还原糖、蔗糖、蛋白质、粗纤维和有机酸外,还含有人体必需的维生素C、胡萝卜素、硫胺素、烟酸等维生素,以及易为人体吸收的钙、铁、镁等微量元素。菠萝果汁、果皮及茎所含有的蛋白酶,能帮助蛋白质的消化,增进食欲。

(11)蜜橘莲子羹

食谱原料:蜜橘150克,干莲子200克,青梅5克,樱桃10粒,冰糖300克,碱面5克。

制作方法:①放干莲子、碱面,水煮沸至莲子能搓掉皮,莲子放入清水去碱味,然后去掉莲子心再用沸水把莲子焯一下,备用。②蜜橘去皮,取出橘肉留用;青梅切成小丁留用。③用水把莲子煮沸放入碗内,加入盖过莲子的沸水,加入冰糖150克,用平盆将碗口盖住,隔水蒸40分钟取出。④放清水150毫升,冰糖150克后煮沸,放入橘肉、樱桃,再煮沸后倒入盛莲子的汤碗内,撒上青梅即成。

特点介绍:柑橘类水果是芸香科植物,种类很多,有柑橘、橙橘、蜜橘、金橘等。橘内含有多种营养成分,如葡萄糖、果糖、蔗糖、果酸、柠檬酸、维生素C、醇、柠檬醛、维生素$B_1$、维生素$B_2$和钙、磷、铁等多种矿物质及其他营养物质。

(12)银耳香菇羹

食谱原料:银耳10克,干香菇6克。

## 四、食疗对小儿免疫力的保护

制作方法:先将干香菇煎汁,再将汁以文火熬银耳至黏稠,加冰糖少许。

特点介绍:此羹调节人体免疫力,减少感冒发生,常用于反复感冒小儿。

(13)雪耳冰糖煲

食谱原料:梨1个,雪耳(银耳)半朵,冰糖适量

制作方法:①梨洗净,去皮去心,切成小块;雪耳洗净后浸软,去蒂,撕成小块。②将梨、雪耳、冰糖同放入砂锅内,加入适量清水,文火炖1小时即可。每日2次,食梨、饮汤。

特点介绍:雪耳性平,味甘,具有滋阴润肺、养胃、补脑强心、益气和血、生津止咳的功效。雪耳所含的多糖对肿瘤细胞有抑制作用。梨能促进食欲、帮助消化、润燥消风。经常吃梨大有益处。

(14)番茄色拉

食谱原料:番茄1/2个,白兰瓜、桃各2厘米厚的块,酸奶酪2大匙。

制作方法:番茄横切为二(呈碗状),除去籽后把番茄肉和白兰瓜、桃都切碎,然后与酸奶酪混合后放入番茄杯内。

特点介绍:番茄富含维生素A、维生素C、维生素$B_1$、维生素$B_2$及胡萝卜素和钙、磷、钾、镁、铁、锌、铜、碘等多种元素,还含有蛋白质、糖类、有机酸、纤维素。番茄具有保健功效和防治多种疾病的药用价值。

(15)米醋萝卜菜

食谱原料:生萝卜250克,米醋适量。

制作方法:将萝卜洗净切片,加米醋浸数小时。

特点介绍:萝卜含丰富的维生素 C 和微量元素锌,有助于增强机体的免疫功能,提高抗病能力;萝卜中的芥子油能促进胃肠蠕动,增加食欲,帮助消化;萝卜中的淀粉酶能分解食物中的淀粉、脂肪,使之得到充分的吸收。辛凉解表,消食解毒。适用于流行性感冒。

(16)奶昔

食谱原料:苹果 1/4 个,橘子 5~6 瓣,香蕉半根,鲜奶少许,凉开水半杯。

制作方法:将水果洗净,稍改刀,放入搅拌机内打碎,加入鲜奶和凉开水,充分搅拌,一杯香浓而营养丰富的奶昔就做好了。

特点介绍:牛奶中的酪氨酸能促进血清素增长;牛奶中的铁、铜和卵磷脂能大大提高大脑的工作效率;牛奶中的铁、锌、铜和维生素 A 有助于增加小儿的免疫力。

(17)鸡茸疙瘩汤

食谱原料:鸡脯肉 20 克,面粉 30 克,卷心菜 15 克,香油 2 克。

制作制法:①鸡肉洗净,切成碎末;卷心菜洗净,切碎;面粉加凉水搅拌成小疙瘩。②鸡肉末加适量的水煮熟,开锅后,将面疙瘩放入锅中。③待疙瘩煮熟后,放入卷心菜,稍煮片刻即可。

特点介绍:鸡肉中富含蛋白质和锌等营养元素,而蛋白质和锌都是可以增强人体免疫力的营养元素。

(18)肉末油菜

食谱原料:油菜 50 克,猪瘦肉 20 克,香菇 15 克,植物油

# 四、食疗对小儿免疫力的保护

5克。

制作方法：①将油菜洗净后切成小段，香菇洗净切成薄片，猪肉洗净后切成碎末。②锅内放油，油热后放入猪肉煸炒，炒至七八成熟时，加入香菇、油菜继续翻炒几分钟即可。

特点介绍：油菜中富含维生素C和胡萝卜素，可以增强孩子的免疫力；香菇也是增强人体免疫力的保健食品。

(19)鸡汤南瓜

食谱原料：虾仁25克，鸡脯肉25克，南瓜20克，香菇20克，酱油适量。

制作方法：南瓜去皮、去子，切碎；香菇用水泡发后切碎；鸡肉、虾仁洗净切碎。将所有食材放入锅内，加入鸡汤煮熟即可。

特点介绍：鸡肉营养丰富，富含优质蛋白，具有提高人体免疫力的功效；南瓜中富含南瓜多糖，可提高机体的免疫力，长期食用还有治病保健的功效。

(20)炒双菇

食谱原料：水发香菇100克，鲜蘑菇100克，精盐、黄酒、味精、酱油、白糖、麻油、生姜末、鲜汤各适量。

制作方法：先将香菇、鲜蘑菇洗净，切成薄片。在锅里加入植物油，烧热后放入生姜末煸香，加入香菇、蘑菇煸几下，加入黄酒、酱油、白糖继续煸炒入味，然后加鲜汤煮沸，放入味精，勾芡即成。

特点介绍：香菇干品中钙、磷等矿物质含量较多，对小儿生长发育有利，且能增强机体免疫功能。

(21)莲藕汤

食谱原料:莲藕500克,胡萝卜2根,冬菇10朵。

制作方法:莲藕洗净、切段、拍松,加水放入搅拌器打成莲藕酱;胡萝卜去皮切段,同样放入搅拌器打成浆;将冬菇浸软切碎。取紫砂煲洗净,放入莲藕浆、胡萝卜浆和冬菇末,加水适量,大火煮沸,转小火慢煲1小时,不加任何调料,给孩子喝汤。

特点介绍:莲藕味甘,富含淀粉、蛋白质、维生素C、维生素$B_1$及钙、磷、铁等矿物质,易于消化,适宜给孩子滋补。胡萝卜含有丰富的胡萝卜素,在小肠壁及肝细胞中可转变为维生素A,而维生素A对维护皮肤和黏膜的完整性、提高视力和免疫力非常有效,适合于4个月以上婴幼儿服用。

## 20. 增强小儿免疫力的粥方

(1)蔬菜牛肉粥

食谱原料:牛肉30克,胡萝卜15克,小白菜15克,大米25克,植物油5克。

制法方法:牛肉洗净、切碎;胡萝卜、小白菜洗净,切成碎末;大米洗净熬成粥。锅内放油,油热后,放入牛肉炒熟。将牛肉和胡萝卜放入粥中,大火煮沸后,放入小白菜,稍煮片刻即可。

特点介绍:牛肉中含丰富的优质蛋白,春季孩子吃些牛肉,可增强身体的免疫力,还能为身体补充足够的蛋白质;小白菜中含有丰富的维生素C,也有助于增强孩子的免疫力。

## 四、食疗对小儿免疫力的保护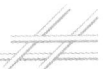

(2)香菇牛肉粥

食谱原料:粳米 50 克,香菇(鲜)60 克,牛肉(前腿)40 克,葱、姜、盐各少许。

制作方法:①将香菇去梗洗净,水分挤干切成丝;牛肉切成丝。②粳米淘洗干净,葱切成末,姜切成片,备用。③将香菇丝、牛肉丝、粳米共同放入锅内,加 3 杯水,用小火熬至肉烂米熟,加葱末、姜片、盐,再煮 3 分钟即可。

特点介绍:菌类和肉类都是孩子喜欢的食物,而且营养丰富。

(3)双花稀粥

食谱原料:鸡蛋 1 个,菜花(花椰菜)1 小朵,西兰花 1 小朵,米饭 1/4 碗,木耳、水、盐各适量。

制作方法:①将菜花、西兰花、木耳切成碎块。②鸡蛋搅成糊。③将米饭和水放入锅中,煮沸后小火煮稠。④缓慢加入蛋糊,边加边搅,再加入菜花、西兰花、木耳继续煮烂,最后加盐调味即可。

特点介绍:鸡蛋含丰富优质蛋白,菜花又名花椰菜,有白、绿两种,富含蛋白质、脂肪、维生素 C 等,大米成分主要为糖类,这些均为人体必需维生素,适合于 2 岁婴儿。

(4)山药薏米粥

食谱原料:山药 10 克,薏苡仁 10 克,大米 20 克。

制作方法:将山药和薏苡仁用食物打碎机粉碎,与大米一起煮成粥即可。

特点介绍:山药和薏苡仁都是具有保健功能的食物,经常食用可提高孩子的免疫力。

(5)牛奶粥

食谱原料:鲜牛奶250毫升,大米60克,白糖适量。

制作方法:先将大米煮成半熟,去米汤,加入牛奶,文火煮成粥,加入白糖搅拌,充分溶解即可。

特点介绍:此粥奶香浓郁适合孩子口味。奶类均有补血润燥作用,牛奶为人们常食的营养滋补食品,富含蛋白质、脂肪、糖类及维生素类,牛奶与米同煮成粥,既可增强健脾补胃的作用,又能延缓在胃肠消化吸收的时间,加强补益作用。

(6)青菜肉糜粥

食谱原料:大米50克,青菜20克,瘦肉20克,高汤4杯。

制作方法:米洗净,用水泡12小时,放入BB煲内,加高汤,熬半小时左右。瘦肉及青菜洗净后,煮熟制成肉糜及菜末,将肉糜及菜末放入煮好的粥中,加盐少许,煮熟即可。

特点介绍:此粥黏稠,肉糜香咸,清淡适口,适宜小儿服用。

(7)鸡肝胡萝卜粥

食谱原料:鸡肝2个,胡萝卜10克,大米50克,高汤4杯,盐少许。

制作方法:米洗净,用水泡12小时,放入BB煲内,加高汤,熬半小时左右。鸡肝及胡萝卜洗净后,蒸熟捣成泥,放入煮好的粥中,加盐少许,煮熟即可。

特点介绍:此粥富含钙、磷、铁、锌及蛋白质、维生素A、维生素$B_1$、维生素$B_2$及烟酸等多种营养素。

(8)山药粥

食谱原料:山药30克,对虾12个,粳米50克。

## 四、食疗对小儿免疫力的保护

制作方法:粳米洗净,用水泡 12 小时,放入 BB 煲内,加高汤,熬半小时后加入山药块待粥将熟时,放入对虾段,加入食盐和味精即可。

特点介绍:山药粥富含蛋白质、脂肪和维生素 A、维生素 $B_1$、维生素 $B_2$ 及钙、磷、铁等成分,有镇静作用,可治小儿夜惊。

(9)蛋黄西兰花粥

食谱原料:粳米 50 克,西兰花 50 克,蛋黄 1 个。

制作方法:米洗净,用水泡 12 小时,放入 BB 煲内,加水,等粥煮浓稠时加入蛋黄,待粥快熟时,加入西兰花。

特点介绍:此粥营养十分全面,夏日用西兰花搭配蛋黄煮粥,不仅可以给婴幼儿丰富的营养素供给,还能增进生长发育,增强体质,提高免疫力(西兰花要用盐水浸泡 10 分钟后再反复冲洗)。

(10)核桃仁粥

食谱原料:山核桃仁 20 克,粳米或糯米 30 克。

制作方法:现将米洗净,放入 BB 煲内,加水后煮至半熟,将炒熟后的山核桃仁弄碎放入粥中,煮至黏稠。

特点介绍:核桃仁含有丰富的蛋白质、脂肪、钙、磷、锌等微量元素,所含多不饱和脂肪酸对孩子的大脑发育极为有益,需注意核桃含油脂较多,一次不要给孩子吃太多,以免损伤胃肠功能。

(11)桂圆莲子粥

食谱原料:糯米 60 克,龙眼(桂圆)肉 10 克,去芯莲子 20 克,去核大枣 6 克。

制作方法:糯米和莲子洗净,用水泡 12 小时,放入 BB 煲内,加水煮 1 小时后,加入龙眼肉、大枣再熬煮 30 分钟,加冰糖适量,即可食用。

特点介绍:龙眼肉补血益心、安神;莲子补脾益肾;大枣可补益脾胃;糯米能补中益气。

(12)南瓜粥

食谱原料:米 50 克,水 1 杯,南瓜 150 克,鲜百合 30 克。

制作方法:米洗净,用水泡 12 小时,放入 BB 煲内,加水,煮 1 小时后,加入南瓜丁续煮 40 分钟,加冰糖调味最后放入鲜百合瓣,待粥熟便成。

特点介绍:南瓜为低糖、低热能食物,可防止营养过剩。

(13)白果粥

食谱原料:白米 50 克,白果 30 克,腐竹 10 克,麦片 10 克。

制作方法:将米洗净,用少许盐拌匀;白果去壳,切开,去掉果中白心;腐竹用温开水泡软,用刀剁碎。米、白果和腐竹一同放入 BB 煲内,煮 1 小时后,用净纱布包住麦片,放进粥锅内再煮半小时,米烂后,取出麦片渣包即成。

特点介绍:此粥如牛奶般洁白,并有腐竹香味,注意米及腐竹都要煮烂,以利孩子食用。

(14)猪肝鸡蛋粥

食谱原料:猪肝 50 克,鸡蛋 1 个,粳米 50 克。

制作方法:猪肝切细,与米放入 BB 煲内,熟时打入鸡蛋,加盐、姜、味精调味,稍煮即可。

特点介绍:本粥能补肝明目。

四、食疗对小儿免疫力的保护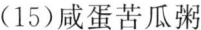

(15)咸蛋苦瓜粥

食谱原料:熟咸蛋1个,苦瓜1根,米50克。

制作方法:米洗净,用水泡12小时,放入BB煲内,加水煮稀一点儿,等粥快熟时加入切好的咸蛋丁,再煮5分钟,加入苦瓜焖2分钟后即可。

特点介绍:此粥有消暑涤热,清心明目的作用。

(16)胡萝卜甜粥

食谱原料:大米50克,胡萝卜15克。

制作方法:将洗净的胡萝卜剁成碎末,大米洗净,用水泡12小时,放入BB煲内,待米煮烂,再将胡萝卜末放入其中同煮,粥煮烂后,放入白糖即可。

特点介绍:此粥香甜可口,营养丰富,含胡萝卜素、磷、钙及其他各种维生素。

(17)蛋黄酸奶粥

食谱原料:大米40克,鸡蛋1个,肉汤100毫升,酸奶100克。

制作方法:将煮熟的鸡蛋黄捣碎备用。米洗净,用水泡12小时,放入BB煲内,煮至七成熟时,将捣碎的蛋黄和肉汤倒入BB煲内呈稀糊状即可,食用时将酸奶倒入锅中搅匀。

特点介绍:酸奶有助于胃肠的消化,配合鸡蛋、肉汤,使孩子更易吸收到蛋白质等营养物质。

(18)冰糖柚子菊花粥

食谱原料:菊花2朵,柚子1小片,大米1小碗,糯米、冰糖各少许。

制作方法:糯米、大米用水泡半小时,让米粒膨胀开。

菊花用开水泡开,去掉花托,把菊花茶放入BB煲内同米一起煲煮,熬煮35分钟时,打开煲,放入柚子丝和冰糖不停搅动,持续约10分钟,直到粥呈黏稠状为止。

特点介绍:柚子有增强体质的功效,并有助于吸收铁及钙质。

(19)银耳冰糖粥

食谱原料:银耳10克,冰糖30克,粳米100克。

制作方法:将银耳泡发,粳米洗净。将银耳、粳米、冰糖一同放入锅内,加清水2 000毫升,先用旺火煮沸,再用文火煎熬60分钟,以银耳、粳米熟烂为度。

特点介绍:银耳的主要成分是酸性多糖类物质,能增强人体免疫力,且富含维生素D,有益于生长发育。冰糖可以补中益气,生津润肺。

(20)腊八粥

食谱原料:花生10克,黄豆10克,薏苡仁50克,红豆10克,糯米10克,大枣10克,莲子10克,龙眼肉10克,糖适量,水10杯。

制作方法:花生、黄豆、薏苡仁、红豆洗净浸泡5小时左右,放入锅内,加水适量,煮至软熟;再加入糯米、莲子和大枣,继续煮25分钟;最后加入龙眼肉,煮20分钟,入糖煮沸即可。

特点介绍:糯米可以温脾益气,适用于脾胃功能低下者;薏苡仁具有健脾、补肺、清热、渗湿的功能,对小儿消化不良有益;黄豆含蛋白质、粗纤维、钙、磷、铁等,营养十分丰富;花生有"长生果"的美称,可以润肺、止咳、利尿。大枣可补气养血;龙眼肉可以益心脾,补气血;莲子可以补脾、益肺、养心和益胃。

(21)海鲜粥

食谱原料:大米 50 克,鲜虾仁 20 克,芹菜末少许,高汤 4 杯。

制作方法:米加入高汤,小火慢熬成粥状;将虾仁蒸熟,切成小粒,放入粥内,加入少许盐,熬 5 分钟,芹菜末加入粥内即可。

特点介绍:虾仁富含磷、钙,有助于小儿发育。芹菜富含铁、锌,是一种高纤维食物,可以促进胃肠蠕动。

## 21. 小儿药膳食疗的要点

药膳是近几年来逐渐从食疗学中分化出来的一种特殊形式的食疗食品。它是把药物和食物合理配伍,运用我国传统的烹调技术,结合现代食品工艺流程制作而成的有一定保健作用、色香味形俱全的特殊食品。药膳取药物之性,食物之味,借助食品的形式,食借药威,药助食势,相得益彰,共同起到保健强身、治病延年的目的。由于食物疗法和药物疗法各有所长,故在防病治病的过程中二者都是不可缺少的,应利用其所长,运用于不同的疾病或疾病的不同阶段,食物疗法与药物疗法相互配合,相互协同,相得益彰。

小儿的体质与成年人有很大的不同。中医学认为,小儿生理上是"脏腑娇嫩,形气未充",为"稚阴稚阳"之体,即指小儿机体柔嫩,气血未充,经脉未盛,五脏六腑的发育仍未完备。因呼吸系统的功能不足,对外邪的抵抗力较差,所以容易罹患感冒及呼吸道过敏症(气喘、过敏性鼻炎)。因消化系统的功能不足,加上小儿的不知节制,爱吃冰凉的食品、零食,很容易损伤幼嫩的脾胃系统,从而导致食欲缺乏,发育不良。中医学认为小儿是"纯阳之体",俗话说"火气大",所以容易流汗、大便偏干,感冒时容易发热甚至抽搐。

要正确地使用药膳或食物来改善小儿的体质,必须在中医理论指导下,根据个人不同的体质特点,配合药物或食品的性能作用,才能取得最佳的效果。而每个人的体质也有虚实、寒热的不同,食物的选择要有针对性,才能达到改善体质的目的。若随便乱进食,不但治不了病,且有害无益。此外,小儿的药膳与食疗要注意下列两点。

(1)讲究烹调方法:凡是用来治疗或改善体质的食物,应该避免采用炸、烤、爆等烹调方法,以免有效成分遭到破坏,或者使其性质发生变化,最好是采取蒸、炖、煮等烹调方法,以保持食物的性味。此外,还应注意适当的调味,使小儿易于接受。

(2)要细水长流,不要操之过急:不要一次进食量过多,这样会损伤脾胃,出现消化吸收不良,反而无益。一般应该少量多餐,细水长流,每天进食适量,长期食用,则能取得良好效果。最好选择价格低廉的中药或食品,长期服用也不会造成经济负担。

儿科病发病多较急,转变也快,且小儿体质变化迅速,疾病轻或单纯者,可以单用饮食疗法,但病情重且较复杂者,需配合医师诊治才不致耽误病情。

四、食疗对小儿免疫力的保护

## 22. 治疗外邪入侵的药膳

遇到患病初期的孩子,除西药对症治疗外,一些中药方可以调理体质,增加抵抗力,如玉屏风散、四神汤、四君子汤、参苓白术散等都是挺好的调理药方。对于外邪入侵的孩子可用下列处方祛邪并调节免疫力。

(1)外邪入侵初期治疗药膳方

方1:祛邪姜汤

材料:老姜100克,红糖50克,水3碗。

做法:将以上3种材料煎至半碗,温热饮用。

方2:桂姜粥

材料:桂枝10克,老姜4片,甘草3克,大枣10克,粳米100克,水适量。

做法:先将桂枝、生姜、甘草、大枣洗净,大火水沸后文火煎煮15分钟,煎取药汁去渣。将粳米淘洗干净,加水煮粥,粥将熟时加入药汁,煮成稀粥即成。严重咽喉肿痛者慎用。

(2)外邪入侵愈后调理处方

材料:山药60克,百合50克(以上两药量可自调),冰糖、水各适量。

做法:山药去杂质洗净后,加入水、冰糖、百合煮熟后即可食用。

(3)平时调节免疫力方

材料:茯苓100克,山药100克,芡实100克,薏苡仁100

克,小排骨数块,盐,味精各适量。

做法:将小排骨洗净待用。将中药材洗净后,加适量水煎煮半小时,再加入小排骨共同煎煮至将熟后,加入调味品即可服用。

若同时服用中西药物,中药与西药最好间隔半小时再服用,才不致造成诸多问题。

## 23. 增强小儿免疫力的食疗方

婴幼儿体质特点是"稚阴稚阳"之体,容易被外邪所伤。发病容易,传变迅速,主要表现在寒热虚实的迅速转化较成年人突出,即易虚易实、易寒易热。如果中药不当使用或吃得过多,恐怕身体上的毛病没解决,而疾病还会更严重。尤其是许多家长经常以黄芪、枸杞子、当归、党参等来帮孩子补身体,殊不知这些都是上火的药品,分量过多或多吃很容易上火,失去了调理体质的意义。免疫力的提高不是一朝一夕的事情,一定是一个长期的过程。所以,小儿进补时应先由中医诊断后再调理。

(1)百合莲子羹:去芯莲子15克,百合15克,鸡蛋1个,白糖适量。将莲子与百合一同放在砂锅里,加适量清水慢火煮到莲子肉烂,再打入鸡蛋,加白糖,鸡蛋熟后即可食用。百合莲子羹可以补益脾胃、润肺、宁心安神,适宜在春天气候干燥时食用。

(2)百合花生粥:干百合20克,加水泡胀;花生米30克,加水带皮煮熟;再加入糯米60～80克,加水煮粥;最后加糖

四、食疗对小儿免疫力的保护

少许即可服食。

(3) 银耳羹:银耳10克,香菇6克。先将香菇煮汤滤渣,再将银耳加入汤中,用文火煮成羹状即可服用。可加冰糖少许,一日服完,可连续服用。

(4) 温肺鸡汤糊:母鸡肉250克,猪腿肉300克,肉桂10克,党参(包在纱布内)20克,加水3 000毫升煮汤,直至肉烂,取出肉及药物后余汤2 000毫升左右;将鸡肉、猪肉切成丝备用。取麦片100克,放入锅内煮沸后,再缓慢加入面粉200克,调成均匀糊状,最后加适量盐及味精;食用时加入碎鸡肉、猪肉适量及少量麻油即可。以冬季食用为佳,经常食用有预防呼吸道感染的良好作用。

(5) 芡实山药鲫鱼汤:芡实15克,怀山药15克,鲫鱼1条(约150克)。鲫鱼去鳞、鳃及内脏,用少许食用油在铁锅里煎至淡黄色,然后与芡实、山药一同放进砂锅里,加适量清水,煲煮1小时,加食盐调味即可。可以补气、健脾、固肾,适宜小儿春季食欲缺乏、大便不调时食用。

(6) 姜汁牛乳饮:牛奶250毫升,鲜姜1块,丁香1粒,白糖适量。将鲜姜切碎,加入开水适量,纱布包裹榨汁,倒入牛奶中,再放丁香,置锅中煮23分钟,加白糖调味即成。每日1次,可连续服用一段时间。可以祛风散寒、补脾益胃,适宜于外感风寒、咳嗽流涕、饮食无味的小儿。

(7) 补气双菇面:黄芪10克,煎汤50毫升备用。鲜蘑菇及水发蘑菇各25克,加油适量,炒后再加黄芪汤煮熟。挂面适量煮熟后捞出放在黄芪双菇汤内,再加调料直至熟烂即可。作为主食经常食用可增加免疫力。

(8)黄芪大枣粥:取黄芪12克,大枣15枚,粳米60克。先加水煮黄芪约半小时,取汁加入大枣及粳米煮粥,早、晚各服食1次。黄芪补气,提高免疫力;大枣养血安神,适用于反复感冒、盗汗的小儿。

(9)胡萝卜山药粥:胡萝卜200克,山药200克,粳米60克。将胡萝卜及山药切成小块,先将粳米加水煮粥,半熟时加入胡萝卜及山药,再煮成粥。胡萝卜可防止夜盲症,提高呼吸道免疫力;山药健脾助消化。

(10)麦冬枸杞粥:麦冬12克,枸杞子15克,粳米50克。麦冬加水煮20分钟,取汁加枸杞子及粳米煮粥,早、晚各服食1次。麦冬养阴补肾;枸杞子培补肝肾。对生长发育落后,易呼吸道感染的小儿有益。

## 24. 增强小儿免疫力的药膳方

婴幼儿时期的小儿对各种营养素和能量的需要量相对较大,增强小儿的免疫力成为首要任务。只有健全强大的免疫系统,才能帮助小儿抵抗致病的细菌和病毒,远离疾病。父母应根据小儿的体质,通过食疗提高小儿免疫力。

方1:白术30克,槟榔10克,生姜10克,猪肚1具,大米100克,葱白、食盐各适量。前3味装入纱布袋内、扎口;猪肚洗净,将药袋放入猪肚中,缝口。猪肚煮熟,取汁;以猪肚汁煮米粥,将熟时入葱白、盐调味。空腹食用。具有健脾消食,理气导滞之功效。

方2:山楂10克,生麦芽10克。山楂洗净、切片,与麦

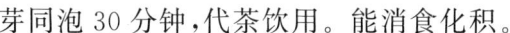
四、食疗对小儿免疫力的保护

芽同泡30分钟,代茶饮用。能消食化积。

方3:百合30克,枸杞子20克,花生30克,糯米50克。先将百合、枸杞子、花生煮半熟,加入糯米及水煮成粥服食。适用于阴虚小儿。

方4:黄精12克,黄芪10克,大枣15克。将3味加水小火煮30分钟,喝汤吃枣。适用于血虚小儿。

方5:芡实20克,枸杞子10克,大米适量。先煮芡实,后下枸杞子、大米,共煮至浓烂香甜。空腹食之,以养胃气,滋肾益精,养肝护目。

方6:生山药(切片)50克,莲子肉50克,葡萄干50克,白糖适量。前3味洗净同煮成粥,加糖食之。有健脾养心益智之功效。

## 25. 预防流感的药膳方

(1)鱼腥草豆豉粥:鲜鱼腥草(后下)15克,葛根15克,淡豆豉5克,生姜3片,葱白3根,粳米100克。将葛根、淡豆豉、生姜加清水煎煮取汁去渣,沉淀澄清;将淘洗净的粳米加清水煮沸后,加入药汁、鱼腥草、葱白煮成粥。

(2)薄荷梨粥:薄荷3克,鸭梨1个(削皮),大枣6枚(切开去核),加水适量,煎汤过滤。用小米或大米50克煮粥,粥熟后加入薄荷梨枣汤,再煮沸即可食用。

(3)黄芪瘦肉方:黄芪50克,猪瘦肉适量。用黄芪炖肉,有增强免疫力,预防感冒的功效。特别适用于体质虚弱者冬、春季预防流感;或二白汤:葱白15克,白萝卜30克,香菜

3克。加水适量,煮沸热饮。

(4)姜枣薄荷饮:薄荷3克,生姜3克,大枣3个。生姜切丝,大枣切开去核,与薄荷共装入茶杯内,冲入沸水200～300毫升,加盖浸泡5～10分钟趁热饮用。

(5)桑叶菊花茶:桑叶3克,菊花3克,芦根10克。沸水浸泡代茶频频饮服。

(6)绿豆60克,生甘草(布包)6克,生薏苡仁20克。共熬汤后去甘草包,服用。

## 26. 春季小儿饮食注意事项

春天到了,小儿在饮食方面自然应与春季的生长特点相适应,应让小儿多吃以下几类食物。

(1)含钙多的食物:冬天小儿容易缺钙,而春天是身高增长最快的季节,生长发育所需要的钙量大大增加。因此在这个季节,给孩子补钙尤为重要。一般来说,孩子每天需要的钙量为700～800毫克。在饮食方面,家长应给小儿多选用含钙量较多的食物,如奶制品、豆制品、骨头汤、鱼、虾、芝麻、胡萝卜、海带、芥菜、黄花菜等。这些食物不仅含钙丰富,而且有助于身体对钙的吸收。另外,应少给小儿吃含有较多磷酸盐的食物,如糖、巧克力、蛋糕等甜品,这些食物容易阻碍钙在体内的代谢。

(2)适量的脂肪食物:脂肪,可以滋润整个身体,使人面色光润,又能在代谢过程中转化成热能,供给孩子活动中使用,还能经代谢扩大脑容量。因此,给孩子提供足量的脂肪

## 四、食疗对小儿免疫力的保护

是非常必要的。另外,春季脑发育也较快,假如脂肪匮乏将会影响智力发育。因为体内不能自行合成脂肪酸,必须从食品中摄取,所以应给小儿多吃些富含脂肪酸的食物,如核桃、茶油、橄榄油、芝麻、兔肉、鲜贝等。鱼肉鲜美,烹调时不要油炸,否则营养成分容易丢失。

(3)优质氨基酸:小儿春季生长发育加速,器官与机体优质蛋白的需要也随之增加。多选用鸡蛋、鱼、虾、鸡肉、牛肉、豆制品、小米、红豆等食物,对小儿成长有很大的帮助。另外,鲜罗汉豆中富含脑发育不可少的蛋白质,也是春季饭桌上主选食物。

(4)有补养效用的食物:给小儿多吃一点"药食同源"的食品,如大枣、龙眼肉、食用菌、香菇、黑木耳、枸杞子、山药、薏苡仁、核桃肉等,这些食品包括丰富的营养成分,性味甘平,不良反应很少,适合体弱多病的小儿食用。

(5)富含维生素及矿物质的食物:春季多风,气候干燥,小儿易患口角炎,牙龈易出血,皮肤易干燥,所以要多吃富含维生素及矿物质的食物,尤其是富含维生素C的食物,如芹菜、菠菜、油菜、卷心菜、番茄、胡萝卜、白萝卜、甘薯、马铃薯、花椰菜、荠菜、香椿、玉米、燕麦片、南瓜等。这些食物都含有丰富的维生素、矿物质、纤维素和氨基酸,对小儿的生长发育十分有利。

(6)蜂蜜水:中医学认为,风多易燥,风燥外邪侵袭人体,很容易入里化热。常常表现为咽干、口渴、咳嗽、便秘,体弱者还可能感染病毒,发生肝炎、肺结核等季节性传染病。蜂蜜具有润肠通便、润肺止咳、益气补中和解毒的功效,每天给小儿喝杯蜂蜜水有益于小儿的健康发育。

## 27. 春季多吃增强小儿免疫力的蔬菜

春季是感冒多发季节,多给小儿吃下面的食物,可增强身体防病抗病的能力。

(1)油菜:特别是早春的油菜,性平、温和,有清热解毒的功效,可防治春天里易发生的口角炎、口腔溃疡及牙龈出血等疾病。

(2)荠菜:最好是从正规超市购买的荠菜。春天多给小儿做些荠菜粥,或用荠菜炒鸡蛋,烩豆腐干,或做荠菜春卷、馄饨、肉丝汤等,不仅可补充丰富的营养,还可防治麻疹、流脑等春季传染病及呼吸道感染。

(3)菠菜:春天的菠菜嫩而鲜,性凉滑肠。小儿常吃菠菜,不仅可以防止贫血、唇炎、舌炎、口腔溃疡、便秘,还可保护皮肤和眼睛的健康。提醒一点,新鲜菠菜洗净后,最好先在沸水里焯一下,捞出后再做菜。另外,小儿腹泻时不宜吃菠菜。

(4)芹菜:鲜嫩的芹菜具有清热止咳,利肠通便的功效。春天里常吃芹菜,可增强小儿骨骼的发育,预防软骨病、便秘;把芹菜捣烂,加茶油调敷在腮腺处,可治疗春季易发的流行性腮腺炎。

(5)葱:葱含有多种营养物质,对人体有很多益处。葱除含有蛋白质、脂肪、糖类、胡萝卜素和维生素 A、B 族维生素、维生素 C,以及铁、钙、磷、镁等矿物质外,还含有挥发油

（主要成分为葱蒜辣素，也叫植物杀菌素），具有较强的杀菌或抑制细菌和病毒的功效，尤其是对痢疾杆菌和真菌的抑制作用更明显。此外，葱能发汗解热、利尿、健胃、祛痰、促进消化液分泌等作用。因此，给小儿食用大葱或用葱作调料，不但可增加营养，增进食欲，还可以抑制细菌。

## 28. 春季增强小儿免疫力的食谱

春天，天气多变，百草发芽，百病发作。感冒、传染病、过敏在这个季节里总是对小儿纠缠不断。不过，只要对小儿的生活进行适当的调适，调理好小儿日常的饮食习惯，让他适应自然万物生发向上的特点，小儿的免疫力自然就增强了，当然也就不怕疾病了。春季增强小儿免疫力食谱：

(1) 萝卜丝海蛎子紫菜汤

食谱原料：白萝卜、海蛎子、紫菜、葱、姜、盐各适量和少量香菜。

制作方法：①白萝卜切成丝备用。②葱、姜切成丝备用。③锅里煮沸水，白萝卜丝稍微焯一下水捞出备用。④新煮一锅沸水，将白萝卜丝、葱丝、姜丝一并放入后煮沸。⑤再放入海蛎子和紫菜，再次煮沸后放入香菜和盐即可。

特点介绍：这是道汤菜，因为海蛎子含锌较丰富且特别鲜；白萝卜、紫菜也都含有丰富的钙，而且操作容易，孩子们很爱吃。此汤不用放油，一样鲜香味美。

(2) 肉丝炒蒜苗

食谱原料：里脊肉、蒜苗、胡萝卜、葱、姜、酱油、料酒、醋、盐、油各适量。

制作方法：①将里脊肉切成丝并放入酱油、料酒、醋、葱丝、姜丝及盐，腌制半小时后加入少量水，不停地搅拌，这样肉质较嫩，口感好。②将蒜苗切段，胡萝卜切丝备用。③将锅烧热，加油，再将腌制好的肉进行煸炒，至变色后加入胡萝卜丝再炒。④最后加入蒜苗炒熟，加入少许盐即可出锅了。

特点介绍：此道菜是一道肉蔬结合的菜，色香味俱全，瘦肉中也含有大量的钙，蒜苗可杀菌，春天吃功效倍增。

（3）黑白甜豆

食谱原料：白豌豆、黑豆、大枣、红糖、蜂蜜各适量。

制作方法：①将白豌豆、黑豆、大枣分别用水泡一晚上。②待白豌豆、黑豆、大枣泡涨开后放入水中煮熟。③在锅里适量水烧沸，然后放入红糖（根据豆的多少和口味酌情放入红糖）煮沸。④将煮熟的白豌豆、黑豆和大枣放入红糖水中煮10分钟（时间由水和豆的多少而定），待红糖水快收干时关火。⑤将上述食材放凉后，再加入蜂蜜浸泡半小时（时间越长甜度越高）。

特点介绍：这道点心在春天吃最好，因为按照中医的理论，春天要多食甘，少食酸，而且白豌豆和黑豆含有丰富的钙和许多微量元素，非常适合孩子。但是豆类和甜食都不宜吃得太多，否则孩子可能胀肚，也影响钙质吸收。

（4）面条鱼炒蛋

食谱原料：面条鱼干、鸡蛋各适量，蒜苗、胡萝卜丝、葱丝，盐、油各少许。

## 四、食疗对小儿免疫力的保护

制作方法：①将面条鱼干洗净备用。②将蒜苗和胡萝卜切丝备用。③将鸡蛋打散(放一滴醋,更舒松,口感好),煎好备用。④在热锅中放油,将葱丝和胡萝卜丝翻炒,然后倒入面条鱼干翻炒几下。⑤最后加入蒜苗和事先煎好的鸡蛋翻炒几下,加盐就可以出锅了。

特点介绍：面条鱼又称小白鱼、银鱼,通体晶莹透明,因其无骨无皮,深受小朋友的喜爱。此菜色泽鲜艳,味道鲜美,口感顺滑。这道菜也可以用虾皮代替,但虾皮口感较硬,不如面条鱼干好,而且面条鱼含钙量极高。这种鱼在沿海城市较多见,每年的八、九月份才有新鲜的上市,外形如没长大的小鱼,全身透明。这时可多买些放到冰箱里保存,也可以到超市里买晒干的鱼干,效果是一样的。

(5)双花沙拉

食谱原料：花菜、西兰花、虾(或蟹肉或火腿肉)、胡萝卜、色拉酱各适量。

制作方法：①将花菜、西兰花、胡萝卜片放到开水里氽熟(氽水时滴几滴油,色泽会更好,还可放少许盐调味),再放入凉开水中放凉。②将虾(或蟹肉或火腿肉)氽熟后备用。③将这些食材在盘中摆好造型,再放入色拉酱拌匀,即可食用。

特点介绍：此菜是一道凉拌菜,清凉爽口,只要选对了孩子爱吃的色拉酱,保证他们食欲大开,吃后会赞不绝口。双花及虾仁(或蟹肉)含钙量非常高,是孩子补钙长高的佳品。

## 29. 夏季小儿饮食的原则是什么

夏季天气炎热，也是腹泻常发生的季节。孩子稚嫩的胃肠道，一旦遭受病菌的侵袭，可能就会泻个不停。

(1)清凉、爽口：一到了夏天，不免让人失去胃口，连小儿也不例外，建议在您替孩子准备餐点时，别忘了"开胃、好看"的原则，时常准备一些清凉、爽口的食品，好好照顾小儿的食欲，如凉拌蔬菜、蔬菜泥、果汁、果泥等，都是很好的菜色。

另外，也可制作一些清爽、营养的点心，帮孩子补充营养；或将柳橙、苹果、芒果等水果入菜，制作丰盛的水果大餐等，都是很受小儿喜爱的菜色。

(2)营养均衡：除了口味之外，还得兼顾营养，如以豆腐、牛奶、蔬果等高蛋白食物来取代肉类，就是不错的选择。此外，五谷类也不宜少吃，如果小儿胃口不佳，妈妈可换以粥、凉拌面等，容易入口，又有营养的食谱来引起小儿的食欲。孩子的饮食多受父母的影响，在做菜时应尽量兼顾孩子的营养需求。

另外，幼儿的肠胃尚未发展成熟，喂食时宜用温和的食物，避免过冷、过烫的食物，以免孩子不适应。此外，应多变化食物的种类及外观，增加孩子的食欲，但需避免给予味道过重、太油腻的食物，如巧克力、马铃薯片等。为了鼓励孩子多吃，少量多餐也是好方法，如给予可以拿在手上的小包子、小点心，除可让孩子自行拿握外，还可训练咀嚼能力。

(3)清洁、卫生:夏天除了吃得对"胃"之外,还得兼顾清洁卫生,才能保护好小儿肠胃道。所以,有些烹饪原则是马虎不得的。夏季食物若保存不佳,很容易发生胃肠道疾病,如泻肚子等。所以,妈妈购买食物时,应着重新鲜度,并避免选购热狗、香肠等具有化学物质或添加剂的肉制品,避免影响孩子成长。

蔬果中可能含有农药,所以烹煮前应先清洗或浸泡,以减低农药含量。存放时,也不宜置于室温下过久,以免变质;烹饪时,生食及熟食宜分开处理;摆放于冰箱的东西,应掌握先进先出的原则,并注意保存期限;食物不宜反复解冻,以免新鲜度打折,养分流失或导致农药等化学物质产生变化等。烹煮过的食物,宜于2天内吃完最佳,并可一周检验一次冰箱的冷度(冷冻18℃,冷藏7℃~8℃)。

(4)注意"最佳"食用时间:鲜乳为乳白色,乳汁均匀,无沉淀、凝块、杂质,有乳香味。罐头类饮料的铁筒表面不得生锈、漏气或漏液,盖子不应鼓胀,如果敲击罐头时呈鼓音,说明已有细菌繁殖,也不能食用。

## 30. 夏季小儿吃什么能增强免疫力

夏季天气炎热,家里经常要开空调。小儿常常是在外面玩得一身汗,又马上进入空调房,一冷一热很容易导致感冒,因此要注意增强小儿的免疫力。那么小儿吃什么能增强免疫力呢?

(1)酸奶:提高小儿免疫力,首先要注意保护小儿的胃肠健康,而保护胃肠健康则非酸奶莫属。这是由于在酸奶中含有大量的益生菌,这种有益菌群能够有效地保护肠道,从而有效避免致病细菌的产生。不但如此,在酸奶中还含有大量的乳酸菌,这种菌类可以促进血液中白细胞的生长,从而更加有效帮助小儿增强自身的免疫力。

因此,在日常生活中,妈妈不妨让小儿多喝一些酸奶,酸奶中除了含有大量的乳酸菌及益生菌之外,同时还含有大量的钙质,可帮助成长发育期的小儿补充钙质,从而利于骨骼的生长发育。

(2)红薯:在日常生活中妈妈还可以让小儿多吃些红薯。研究发现,经常多吃红薯能够有效地增强皮肤的抵抗力。可以说皮肤是我们人体免疫系统中面积最大的一员,它可以帮助人体有效的抵抗细菌、病毒等外界侵害,同时也是我们人体的第一道屏障。而食物中所含有的维生素 A 在皮肤代谢过程中起重要作用,而补充维生素 A 最好的办法就是从食物中获取 β 胡萝卜素。而多吃红薯就是获取 β 胡萝卜素最快、最有效的途径。红薯中含有大量的 β 胡萝卜素,同时红薯中所含有的热能也非常低,适量多吃不会导致小儿肥胖。在吃红薯的时候最好是带皮吃,因为其中大量的营养都藏于红薯皮中。

(3)鸡汤:鸡汤不仅味道美,同时也是抗感冒的良药。这是由于鸡肉在烹饪过程中释放出来的半胱氨酸与治疗支气管炎的药物乙酰半胱氨酸非常相似,如果在鸡汤中适量放点盐,还能够有效地减轻痰多的症状。

因此在平时的生活中,要想增强孩子的抵抗力,不妨让

四、食疗对小儿免疫力的保护

孩子多喝些鸡汤。在熬制鸡汤的时候还可以适量地放一些洋葱或者是大蒜,这样它的功效会更加显著。

(4)鱼和贝类:在所有的鱼类及贝类食物中,都具有补硒防病毒的功效,有研究表明,摄取足够的硒能够有效地增加免疫蛋白的数量,进而帮助清理体内的流感病毒。而硒主要来源于牡蛎、龙虾、螃蟹和蛤蜊等海鲜类食品,因此在日常生活中妈妈应该让小儿多吃海鲜类食物。

最后还要注意,不要让小儿养成挑食的毛病。只有这样才能获取充足的营养,从而增强免疫力。

## 31. 大枣水预防小儿感冒

有些体质比较弱的孩子,一到季节转换或者稍一运动出点汗就爱感冒。对于这样的体弱小儿,可以经常自制一些"大枣保健饮料"给孩子喝,有助于提高免疫力,预防感冒。

用太子参(15克)加大枣(7~9枚)或者大枣加黄芪(15克)煎水,让孩子代茶饮用,然后把大枣吃掉,有很好的益气健脾、补肺固卫的作用;而且其味道淡淡甜甜的,孩子容易接受,常喝这种"保健饮料"可以使孩子胃口好、身体壮。

对于爱出汗的孩子,可以在大枣保健饮料中增加一两味中药成分,效果会更好。如果孩子白天爱出汗,可以用黄芪15克,白术10克,防风6克,大枣5~7枚煎汤喝。如果晚上爱出汗,则可以用太子参15克,浮小麦15克,大枣5~7枚煎汤喝。有很好的补气、固卫、敛汗、增强免疫力的功效。

## 32. 秋季孩子最宜吃的十种食物

（1）菜花：菜花质地细嫩，易消化吸收，含有蛋白质、脂肪、糖类、食物纤维、多种维生素和矿物质。适宜于小儿和脾胃虚弱、消化功能不强者食用。菜花能刺激细胞制造对机体有益的保护酶-Ⅱ型酶，能使小肠黏膜中活性提高30倍，从而使体细胞中的微粒体多功能氧化酶系统，有能力分解进入人体内的致癌物和其他有害化合物，以使人体长期处于良性循环状态。菜花的维生素C含量极高，不但有利于小儿的生长发育，更重要的是能提高小儿免疫功能，增强体质，增加抗病能力。

番茄菜花：①将菜花洗净，切成小块，入沸水中焯一下捞出，沥去水。将番茄洗净，切成小块。②锅内加油烧热，放入葱姜末炝锅，烹入料酒，加入番茄酱、白糖、精盐、醋、番茄块、菜花略炒，加鲜汤、花椒水煮沸，加味精，用湿淀粉5克加水勾芡，淋麻油，出锅装盘即成。

番茄菜花的营养丰富，酸甜可口，可促进小儿食欲。

（2）芋头：芋头富含淀粉，营养丰富，还含有丰富的蛋白质、糖类及钙、磷、铁等微量元素。芋头中有一种天然的多糖高分子植物胶体，有很好的止泻作用，并能增强人体的免疫功能。芋头质地软滑，容易消化，有健胃作用，特别适宜脾胃虚弱者食用，更是秋季婴幼儿和老年人的食用佳品。

芋头玉米粥：将芋头切成丁，与玉米糁同煮。

奶香芋头汤：芋头洗净，放入蒸锅蒸15分钟，去掉芋头

## 四、食疗对小儿免疫力的保护

皮备用。热锅中放入黄油融化,加入清水煮沸,再加入去了皮的芋头,与牛奶一起煮沸,转文火继续煮15分钟,加白糖就可以食用了。不失为小儿健胃的好食谱,奶香浓郁。

芋头要煮烂才易于消化。奶香芋头汤虽然好吃,但一次不要让小儿吃得过多,不然会导致腹胀。

(3)鸭肉:鸭肉营养丰富,富含人体必需的8种氨基酸、不饱和脂肪酸和多种营养素。鸭肉性寒,具有滋阴养胃,利水消肿的作用,能够滋阴养津以防秋燥,身体虚弱、患病初愈、时常上火的小儿尤宜,可以说鸭肉是金秋荤食中的第一滋补佳品。

板栗有滋阴补肾、强身健骨、益胃平肝的功效,与鸭肫同食可是相得益彰。

另外,谷芽麦芽鸭肫汤能帮助消化,小儿饮食积滞、消化不好时,最宜服用。将鲜鸭肫割开洗净备用;将鸭肫、谷芽、麦芽和清水放在煲内,用温水煲1小时左右即成。

应注意鸭肉寒凉,腹泻和脾胃虚寒的小儿不宜多吃。

(4)木耳:木耳能够滋阴、润肺、生津、降血脂。木耳中铁、钙、磷含量丰富,富含维生素C,所特有脂肪质和植物胶质滋养效果极佳,木耳还有排毒的作用。

木耳有黑白之分,白木耳就是雪耳、银耳,富含胶质,爽滑可口,容易消化,为清补的滋养食品。白木耳具有滋阴、润肺、生津的作用,加上冰糖水炖服就是一种理想的滋阴润肺佳品,可以用来调理秋季肺燥干咳。

黑木耳的营养成分与白木耳相似,每100克黑木耳里含铁98毫克,比动物性食品中含铁量最高的猪肝高出约5倍,比绿叶蔬菜中含铁量最高的菠菜高出30倍。素有"素中之荤"的美称,是理想的补血佳品。

白木耳多为甜品糖水,黑木耳的常见吃法为生炒、蒸和煮汤,最好与猪肉、猪肝或禽肉一起烹调,百合木耳肉汁汤就是这样的搭配,既营养又美味。

百合木耳肉汁汤:百合洗净摘成片状,水发黑木耳洗净,略切几下,黄瓜少许,切薄片;在肉汤内放入百合、黑木耳,煮沸后略煮片刻;再放入黄瓜片、葱花,加盐,略煮一会儿即可。

木耳滋润,易滑肠,会加重腹泻症状,腹泻的小儿不要食用。

(5)秋藕:藕脆嫩多汁,甜味浓郁,容易消化,富含铁、钙等微量元素,植物蛋白质、维生素,淀粉含量也很丰富,有明显的补益气血,增强人体免疫力作用。

藕生吃、熟食功效各不一样。生藕含有20%的糖类物质和丰富的钙、磷、铁及多种维生素,其中维生素C和纤维素的含量特别多,生吃有清润的功效,尤其适合上火的小儿,对防治秋燥有独特的效果。熟藕的药性则由凉变温,没有了散瘀清热的功能,变成了益胃健脾、养血补虚,特别适合脾胃虚弱病后的小儿食用。

莲藕的常见吃法多为凉拌、炒、蒸及煲。海带排骨煲鲜藕是补血的上等佳品。与其他肉类、蔬果等搭配,还有助于小儿益智健脑,如莲藕苹果排骨汤。

莲藕苹果排骨汤:新鲜的排骨和莲藕洗净切成小块,加冷水、姜、葱、大茴香、少量的醋,用高压锅煮30~40分钟;放

## 四、食疗对小儿免疫力的保护

入切好的苹果煲几分钟,即可食用。

煲汤时加上一把绿豆,可避免上火。

(6)百合:百合含有亮氨酸、天冬氨酸等17种人体所需的氨基酸,营养价值很高,有增强食欲、辅助消化等功效,富含矿物质和钾,对机体新陈代谢起重要作用。所含多种微量元素具有增强体质、改善脏器功能的作用。百合对秋季气候干燥而引起的多种季节性疾病也有一定的防治作用。鲜百合具有养心安神、润肺止咳的功效,对病后虚弱的人非常有益。

百合可煮粥、煮糖水、蒸和炒,百合银耳粥、百合枸杞肉片粥具有滋阴润肺、健脾生津的作用。

百合枸杞肉片粥:将米煮成粥,放入百合、枸杞子、猪肉碎丁一起煮至熟为止。

百合干宜挑选干燥、无杂质、肉厚的。食用百合味不苦、叶片阔而薄者为佳。

(7)萝卜:萝卜含有较多的水分、维生素C和一定量的钙、磷、糖类,还含有少量的蛋白质、铁等有益成分,具有清热化痰的功效。吃萝卜能祛除盛夏时节心中的虚火,并迅速恢复元气。萝卜生吃、熟食效果不同,生吃具有止渴、清内热作用,熟食可消食健脾。萝卜能够调理脾胃,对秋季常见的消化不良、风热型感冒、扁桃体炎、咳喘多痰、咽喉痛等疾病也有辅助治疗作用。

萝卜以炖食最好,炒食为良。鸡肉蛋白质的含量比例较高,种类多,而且消化率高,很容易被人体吸收利用,有增强体力、强壮身体的作用。萝卜丝鸡茸羹,味美有营养。

萝卜炒鸡丝：先将萝卜洗净，刨成丝待用；将鸡胸脯肉洗净切成丝，加入低钠盐、生粉、料酒拌匀待用。热锅，入油，烧至八成热，放入葱段爆香，将拌好的鸡丝加入料酒煸炒；接着放入萝卜丝一起煸炒至熟，加入清水、低钠盐和鸡精，煮沸后，倒入水淀粉勾芡；最后撒上胡椒粉和香菜即可。

(8) 梨：梨富含水分、多种维生素和矿物质，具有生津解渴、润肺去燥、清热降火、止咳化痰之功效，特别适合秋天食用。吃生梨能明显解除上呼吸道感染患者所出现的咽喉干、痒、痛及便秘、尿赤等症状；梨煮饮则有滋润喉头、补充津液的功效；蒸梨可以起到滋阴润肺、止咳祛痰的作用。

川贝蜜糖炖雪梨，调理咳嗽燥热的良方，特别是对肺燥引起的咳嗽效果更佳。另外，姜丝雪梨粥也不失为一道温中补虚、改善贫血的佳肴。

姜丝雪梨粥：大米和糯米淘洗干净备用；雪梨去皮切块，生姜洗净，去皮切丝备用。锅置火上，加水煮沸，放入大米煮沸，将梨块和姜丝加入，改小火煮30分钟左右，至粥熟，加入冰糖至融化即可（冰糖可养阴生津，润肺止咳，防治小儿秋燥咳嗽）。

用来止咳化痰时，要选用含糖量不高的梨，因为中医学认为太甜的东西会生痰。

(9) 蜂蜜：我国古代医学家早就总结出养生经验之道："朝朝盐水，晚晚蜜汤。"蜂蜜有强健体魄、提高智力、增加血红蛋白、改善心肌等作用，在秋天里吃蜂蜜，可以防止"秋燥"对人体的伤害，起到润肺、养肺的作用。同时，比起白开水，小儿更容易接受甜甜的蜂蜜水。蜂蜜是一种天然食品，味道甜蜜,所含的单糖不需要经消化就可以被人体吸收,蜂蜜还具有杀菌的作用。每天早、晚空腹用25克,以不超过60℃温开水冲服。

中医学认为,藕能补五脏和脾胃、益血补气。所以,妈妈们可以尝试一道简单易做的蜂蜜藕粉。

蜂蜜藕粉:①将藕粉研细,不要有小疙瘩,然后将藕粉和水调匀待用。②将调好的藕粉倒入锅内,用微火慢慢熬煮,注意不要煳锅,边煮边搅拌,直至呈透明糊状为止。③停火后加入蜂蜜。

(10)米粥:刚刚进入冬季,小儿会有胃肠功能减弱的现象,而粥正是此时调节脾胃最好的食品。秋后早晨喝米粥,既可去秋凉,又能防秋燥、和中健胃,如果适当加入一些健脾润燥益肺的食物或药材如百合、银耳,则对身体更有裨益。

## 33. 秋季提高孩子免疫力的食谱

为了增强小儿的免疫力,食物应以优质蛋白质为主,以增强小儿的抵抗力。同时,补充矿物质、维生素,适当补充含热能高的食物。因此,在食物的选择上可考虑增加一些像牛肉、鱼、鸡等肉类食品或豆制品。当然,新鲜水果和蔬菜是一年中的任何时间都不能被忽略的。

(1)炖排骨:将新鲜的排骨洗净切成小块,加冷水、姜、葱、大茴香、少量的醋,用高压锅煮30~40分钟。取炖好的排骨加在小儿的粥或面条中烹调食用,或直接吃肉,或加菜食用。

吃肉、喝汤,既可补充优质蛋白质,同时也可补充钙、磷等矿物质。一些妈妈误认为排骨的营养经过长时间的炖煮已完全融入汤中,其实是不正确的认识。

(2)虾仁蛋饺:将新鲜的虾仁洗净加入盐、姜、葱、料酒等作料,放蒸锅内蒸15分钟后待用;生鸡蛋打在小碗中调匀;将鸡蛋液摊在炒锅中,待上面鸡蛋尚未凝固时加入虾仁,然后把鸡蛋对折成半月形,翻面煎一下即可取出待用;水沸后,加入绿叶蔬菜和蛋饺,稍加煮沸即可食用。

虾仁和鸡蛋都是优质蛋白质食物,虾仁同时含有大量的矿物质,容易消化吸收,是小儿最佳补蛋白质食品;绿叶蔬菜可补充维生素和矿物质。

(3)鱼泥豆腐羹:将鱼肉洗净加盐、姜,上蒸锅蒸熟后去骨刺、捣成鱼泥;将水煮沸加入少量的盐,放入切成小块的嫩豆腐,煮沸后加入鱼泥,再加入少量的淀粉、麻油、葱花成糊状即可。鱼肉含水分高、肌纤维短,容易消化吸收。

(4)猪血豆腐青菜汤:将豆腐切成小块,青菜洗净切块。水沸后,先加入少量的虾皮、盐,再加入豆腐、青菜、猪血,煮3分钟,加调料,撒上少量大蒜叶即可。猪血是补铁的优秀食品,它具有含铁丰富,易吸收,价廉物美等优点;虾皮含有大量的钙、磷;大蒜可防感冒。

## 34. 秋季小儿宜吃花生米

花生又名落花生,属蝶形花科落花生属一年生草本植物。花生米属坚果类,含有人体所需的脂肪、蛋白质。脂肪中以不饱和脂肪酸为主。花生是国人喜欢的传统食品,有一定的药用价值和保健功能,古人称之为"人参果",而且花生属平肝润肺的食物,故立秋后不妨多吃些花生。1岁以后的小儿可以适量吃一些,建议每天不超过5粒花生米,并要充分嚼碎食用,也可以制成花生泥、小粒等容易消化的形状给孩子吃。

肠道传染病是小儿在夏秋之际的常见传染病,立秋后多吃点花生,还能提高机体抵抗肠道传染病的能力。

花生含油量高达50%,品质优良,气味清香。花生也是一味中药,适用于营养不良、脾胃失调、咳嗽痰喘等症。将花生连红衣一起与大枣配合使用,既可补虚,又能止血,最宜于身体虚弱的出血病人。

## 35. 冬季孩子吃什么能增强免疫力

中医学认为,脾胃是消化系统的主要脏器,它的功能是运化水谷,即消化食物并吸收其中的养分供身体利用。此外,中医学认为"四季脾旺不受邪",即脾胃功能强的人抵抗力强,不易生病。冬季天气寒冷,因此孩子在冬天需要增强自己的免疫力,在食物的选择上可考虑增加一些像牛肉、鱼、鸡等肉类食品或豆制品;像番茄、山楂、猕猴桃、金橘都富含抗氧化物,这种抗氧化物能保持机体免疫细胞免遭环境中不良因素的侵袭,并增强人体免疫力。另外,还有一些食物也能提高机体免疫力,如胡萝卜、大蒜、香菇、糙米、薏苡仁等。这里特别介绍几款食疗方。

(1)大枣小米粥:大枣10个,小米30克。先将小米清洗后上锅用小火炒成略黄,然后加入水及大枣用大火煮沸后小火熬成粥食用。适用于消化不良伴有厌食的脾虚小儿。

(2)莲子山药粥:莲子30克,山药80克,粳米50克。将莲子去皮及心,加山药、粳米及水煮粥食用。适用于消瘦、食欲缺乏的脾胃虚弱小儿。

(3)沙参麦冬扁豆粥:沙参10克,麦冬10克,扁豆15克,粳米50克。先将沙参、麦冬加水煮20分钟取汁,将汁内加粳米、扁豆煮成粥食用。适用于手足心热,便干,纳呆的脾阴虚小儿。

## 36. 用于小儿肺气虚的食疗方

(1)胡萝卜粥:用胡萝卜、糯米各适量煮粥。可润肺除燥,补中安肺。

(2)莲心百合粥:莲心、百合和糯米各适量共煮,烂熟后加适量蜂蜜,一日3次食用。可养阴润肺,止渴生津。

(3)荸荠蜂蜜粥:荸荠去皮剁碎加糯米、蜂蜜各适量煮粥。可清热、止渴、解毒、润燥。

(4)黄芪党参粥:党参10克,黄芪20克,粳米50克。将党参、黄芪切成薄片,入锅加水煮沸,去渣取汁,与淘净的粳米煮成稠粥,早、晚分食。可益气、固表、止汗。

(5)参芪童子鸡:童子鸡1只,党参15克,黄芪30克,冰糖适量。可益气固表。

(6)金沙玉米粥:玉米粒80克,糯米40克,红糖40克。

玉米和糯米要用清水浸泡 2 个小时,加水适量,用大火煮沸后,再用小火煮至软熟,加入红糖再煮 5 分钟即可。玉米中含有抗氧化剂等对人体健康有益的成分,此粥对气虚体弱者强身健体有好处。

(7)山药桂圆粥:把山药去皮切成薄片。将山药片 100 克,龙眼肉 15 克,荔枝肉 3 个,五味子 3 克同煮,煮好后加入白糖适量即成。此粥可补中益气、益肺固精、壮筋强骨、生长肌肉。山药中含有淀粉酶等营养成分,对气虚体质者颇有益处。

(8)茯苓粥:粳米 100 克,茯苓末 30 克,煮粥。茯苓粥有健脾安神之功效,可以提高人体的免疫功能。

(9)什锦麦胚饼:葡萄干 20 克洗净,与龙眼肉 10 克一起切碎,花生仁 10 克炒熟,大枣 10 枚洗净去核,上述两种食物同样切碎,将麦胚粉 100 克用沸水稍烫,加入上述原料及白糖(或红糖)20 克,揉匀,制成薄饼,烙熟。此饼具有益气、养血、安神、提神的功效,经常适量食用,对气虚体质者有益处。

## 37. 小儿反复呼吸道感染的食疗方

中医学认为,小儿反复呼吸道感染多为脾肺气虚所致,应以健脾补肺、固护肌表为法,并可选用下列食疗方。

(1)茭白太子参炒鳝丝:茭白、鳝鱼丝各 150 克,马铃薯 50 克,太子参、生地黄各 10 克,生姜 5 克,调味品适量。太子参、生地黄水煎半小时去渣取汁;茭白、马铃薯洗净,切丝,放入豆油锅内煸炒,倒入药汁,煮熟待用;生姜切丝与鳝丝共炒,放入黄酒、马铃薯、茭白同炒至熟,调入食盐、味精后服食,每周3剂,连续7~10周。可补虚疗损。

(2)黄鳝猪肉黄芪汤:黄鳝1条,猪瘦肉250克,黄芪10克,调味品适量。黄鳝去头杂,切段;猪肉洗净,切丝。黄芪布包,加清水适量煮沸后,放入鳝段、猪肉,煮熟后,去药包,加食盐、味精调味服食,每周3剂,连续7~10周。可补益气血。

(3)参芪山药鱼:党参、黄芪各5克,山药50克,鳝鱼150克,五花肉100克,调味品适量。参、芪切片;鳝鱼去骨杂,洗净,切段;猪肉洗净,切片。同放碗中,加调味品拌匀,放清汤少许,置笼中蒸熟服食,每周3剂,连续7~10周。可补益脾肺。

(4)扁豆山药烧鲫鱼:鲜扁豆、鲜山药各50克,猪肉150克,鲫鱼2条,调味品适量。扁豆、山药、猪肉洗净,剁烂,加葱、姜、椒、盐、味精、料酒、淀粉各适量拌匀备用。鲫鱼去鳞杂,纳肉泥于鱼腹中,置热油锅中红烧服食,每周3剂,连续7~10周。可补中益气,健脾开胃。

(5)鹌蛋黄鱼:鹌鹑蛋5枚,黄鱼200克,调味品适量。将鹌鹑蛋煮熟,去壳备用;黄鱼洗净,切片勾芡。锅中加清水适量煮沸后,下葱、姜、盐、料酒、酱油及黄鱼片,武火煮沸后,转文火煮至鱼熟,下鹌鹑蛋及味精,再煮一二沸即成,每周3剂,连续7~10周。可益气养血。

(6)墨鱼山药猪肉汤:墨鱼100克,猪瘦肉150克,鲜山药1000克,调味品适量。墨鱼泡软,洗净,去骨,切片;猪瘦肉洗净,切块;山药去皮,洗净,切块。同置砂锅中,加清水

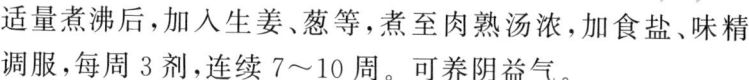
四、食疗对小儿免疫力的保护

适量煮沸后,加入生姜、葱等,煮至肉熟汤浓,加食盐、味精调服,每周3剂,连续7~10周。可养阴益气。

(7)海参牡蛎汤:干海参10克,牡蛎肉100克,调味品适量。海参发开、洗净、切片;牡蛎去壳、取肉。锅中放清水适量煮沸后,下葱、姜、料酒、米醋等,再下海参、牡蛎,煮熟后,加食盐、味精调味服食,每周2剂,连续7~10周。可补肾益气。

(8)泥鳅参芪汤:泥鳅5条,党参、黄芪各10克,山药50克,生姜5片,大枣5枚。泥鳅放清水中养3日,使其排出污物,而后放油锅中煎黄,加水3碗,同诸药共煎汤取汁饮服,每周2剂,连续服7~10周。可补虚敛汗。

(9)虾蛋:虾米5克,鸡蛋2个。将鸡蛋顶端钻一小孔,纳入虾米,拌匀,外用湿纸粘严,蒸熟服食;或将鸡蛋调入碗中,纳入虾米拌匀,置热油锅中煎炒至熟后服食,每日1剂,连续7~10周。可健脾益气。

(10)其他方

方1:山药内金粥。怀山药(干品)20克,鸡内金9克,大米50克,煲粥。功效:健脾助消化,增食,适合于病后小儿食欲缺乏、少食者。

方2:益气壮骨汤。党参10克,怀山药(鲜品)500克,大枣10枚,鸡内金(鲜品)1个,猪大骨或排骨250克,煲汤。功效:补益脾肺、增力壮骨。

方3:山楂麦芽茶。山楂10克,炒麦芽10克,煎水120毫升当茶饮。功效:消食祛积。

以上处方补益作用各有偏重,常间隔交替使用以增强功效。一般以上3处方每周轮换1次为佳。

# 五、中医辨证调治提高小儿免疫力

## 1. 中医如何看待免疫力

几千年来中医均强调治未病,认为先天之精有赖于后天之精的不断培育和充养才能充分发挥其生理效应;后天之精又依赖于先天之精的活力资助,二者相辅相成,所以先天的不足在某些方面可以靠后天的滋养予以改善。

(1)中医学认为,免疫疾病的发生和发展主要与先天禀赋不足、外感六淫之邪、营卫气血失调、脏腑功能紊乱、痰浊瘀血内生等因素有密切相关。外感六淫之邪是疾病的外在原因,先天禀赋不足、营卫气血失调、脏腑功能紊乱等是内在原因。

(2)中医学认为,肾为先天之本,因而强调肾具有调整和维持免疫平衡的重要作用。肾对免疫的调节作用不仅表现在整体方面的调节,同时与细胞内的调节也有关。肾脏亏虚会出现内分泌的紊乱,如甲状腺功能亢进是肾阴虚的表现,甲状腺功能减退则是肾阳虚的表现。

(3)中医学认为,脾是后天之本。脾脏是人体最大的腺器官,也是免疫应答的重要场所。脾脏亏虚者,其细胞免疫和体液免疫功能均比正常人低下。红斑狼疮、干燥综合征等许多免疫疾病,都是脾胃虚损、津液不足所致。

(4)中医学认为,肾、脾与红细胞生成和红细胞免疫功能关系密切。骨髓的造血功能主要来自肾、脾,"肾藏精、生髓、主骨",脾"中焦受气取汁,变化而赤是谓血"。脾胃运化水谷精微,必须在肾阳推动作用下,才能化生气血。中医运用益气活血药来提高红细胞补体受体的活性,从而提高红细胞黏附免疫复合物,发挥红细胞免疫作用。因而中医学认为,肾、脾对白细胞免疫系统和红细胞免疫系统都发挥调节作用。

中医认为,"邪之所凑,其气必虚""正气存内,邪不可干"说明了在正气虚弱,免疫力差的情况下,容易造成外邪的入侵,即病原体的感染,会造成各种疾病;若自身之免疫力调节得当,则外邪不易入侵。

## 2. 小儿免疫力低下中医如何辨证论治

中医学认为,免疫疾病主要与肺、脾、肾有密切关联。中医所讲的肺、脾、肾不是单纯指生理解剖上的脏器,它包括了呼吸、消化、免疫、生长发育等多个系统的功能。中医治病包括扶正、祛邪两大法则,即是提高其免疫能力、抑制免疫反应和调节免疫平衡的作用。根据小儿的体质来辨证论治,临床上将免疫力不足常分为4种类型。

(1)阴虚型:可以用天冬、玉竹、黄芪、桑叶、天花粉等中药改善体质。

(2)脾气虚:可以用黄芪、党参、白术、茯苓、人参、扁豆等中药补脾益气。

（3）血虚型：可以用当归、川芎、柏子仁、酸枣仁、远志等中药。

（4）阳虚型：可以用人参、黄芪、党参、白术、桂枝等改善体质。

中医改善体质的法则灵活而多样，但总不离"急者治其标，缓者治其本"。根据其病因给予不同药方治疗，在抗邪之余，亦可调理体质，使疾病发作次数减少，或者获得痊愈。健脾为主，驱邪为辅，以期达到健全后天之本来培育先天禀赋的不足。

中药属于一种天然的药材，但毕竟也是药物的一种，使用不当也一样会伤身体，绝无"有病治病、无病强身"之说。所以要提醒家长，没有一种药方或中药可以从头到尾、一成不变地使用（如一直使用西洋参），必须根据孩子的不同体质而辨证论治。

## 3. 中医提高小儿免疫力的日常方法有哪些

（1）及时清除内热、治疗便秘，可提高小儿的免疫力：仔细观察小儿日常生活中的 7 大症：眼屎、口臭、口唇干红、舌质红、舌苔厚、咽痛、大便干，有了这些症状就标志着孩子内火形成了，这时就必须及时服用一些清热解毒、通便的中成药，给体内热邪的排出一个出路。体内热邪消除了，小儿就不会感冒了，也就提高了免疫力。所以说，清热解毒的药物使用得当，一样能增强体质、提高免疫力。平时我们常说的

## 五、中医辨证调治提高小儿免疫力

让孩子多喝开水,目的就是清除体内的热毒,提高免疫力、预防感冒。

(2)清除食积,可提高小儿的免疫力:食积是多数小儿感冒发热的基础原因。许多家长认为感冒是受风着凉引起的。大量的临床病例表明,小儿一次吃得过多后,很快会导致食积,继而食积化火,出现厌食、腹胀、口臭、舌苔厚等症状,继之就出现发热、咳嗽等感冒症状。因此,防食积、治食积也能提高小儿免疫力。

①防食积。俗话说得好,要想小儿安,须得三分饥与寒。孩子吃饭时一定要防止吃得过多。小儿不知饥饱,尤其见了喜欢的饭菜,更是大吃特吃,家长看着孩子狼吞虎咽的样子,常常不知制止,结果吃撑了,形成食积。另一方面,有些家长常常担心孩子生长过慢或者长不高而用哄骗、诱导、逼迫孩子多吃饭,结果也会导致食积。及时制止孩子的暴饮暴食,避免逼迫孩子吃饭,就能避免食积,也就能提高免疫力。

②用中成药及时消除食积。吃多了,超出了小儿的消化能力,形成食积,出现腹胀、厌食、口臭等症,这时就要给孩子及时服用一些消食导滞的药物,如常用的中成药有小儿消食片、健胃消食片、大山楂丸、保和丸等。常用的中药有炒神曲、炒山楂、炒麦芽(这3种药合起来称为焦三仙)、鸡内金、连翘等。及时地消除食积,也就能预防感冒,提高免疫力。我们经常说让孩子多运动,能预防感冒,其原因就是运动可以促进消化吸收,避免食积的形成,因此能提高免疫力,预防感冒。

(3)矫正偏食,可提高小儿的免疫力:现在的孩子吃得太好,鸡鸭鱼肉、肯德基、麦当劳,满足了口福,积聚了食积、内火,所以容易经常感冒。俗话说:肉生火,鱼生痰,萝卜青菜保平安。一定要校正孩子的偏食习惯,做到食物多样化。这样不仅可以均衡营养,而且可以防治内火的滋生、作乱,从而起到预防感冒、提高小儿免疫力的作用。

## 4. 提高小儿免疫力的中成药有哪些

(1)玉屏风颗粒:玉屏风颗粒是治疗感冒反复发作的一首名方,方名就很有意思,具有玉做的屏风一样的作用,可以防止风邪对人体的侵袭。由生黄芪、白术、防风3味药组成,主要利用黄芪益气固表,防止风邪侵袭;白术健脾益气,助黄芪固表;防风辛温发散,可以祛风。本品具有益气,固表,止汗功效。用于表虚不固,自汗恶风,面色㿠白或体虚易感风邪者。

用法用量:开水冲服,每次5克(1袋),每日3次。

(2)黄芪颗粒:黄芪为豆科植物,味甘,性微温,归肝、脾、肺、肾经。有补气升阳、益气固表、敛汗固脱、托疮生肌、利水消肿之功效。黄芪含有糖类、叶酸和多种氨基酸等成分,能兴奋中枢神经系统、抗疲劳,能提高免疫功能,增强抗病能力,对防止气虚、感冒和感染颇为有效;黄芪能显著增加血液中的白细胞总数,促进中性粒细胞及吞噬细胞的吞噬功能和杀菌能力。黄芪能明显增强细胞免疫。中医临床常用其提升阳气,提高机体免疫力,治疗诸多气虚衰弱病

## 五、中医辨证调治提高小儿免疫力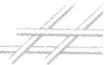

症。简单说黄芪是补气、提高免疫力的好药。

用法用量:开水冲服,每次4克(1袋),每日2次。

(3)益气健脾口服液:由山药、太子参、绿豆、南山楂、桑叶、乌梅、莲子、白扁豆、黑豆、稻芽、鸡内金组成。功效为健脾益气,和胃化食。适合于自汗,盗汗,消化不良,伤食,脾虚疳积者。

用法用量:口服,小儿每次10毫升,每日2次。

(4)小儿健脾口服液:主要成分为黄芪、白术、枸杞子、紫河车等。功效为益气健脾,和胃运中。适合于脾胃虚弱,呕吐泄泻,不思饮食者。

用法用量:口服,周岁或周岁以下小儿每次4~5毫升;2~3岁小儿每次5~10毫升;3岁以上小儿每次10毫升。每日2次,15天为1个疗程。

(5)复方黄芪健脾口服液:主要成分为黄芪、莱菔子(炒)、白术(炒)、山楂(炒)、山药(炒)、桑叶、大枣。功效为益气固表,健脾消食。适用于小儿脾胃虚弱所致的厌食,易反复外感,营养不良的辅助治疗。

用法用量:口服,3岁以下每次5~10毫升,3岁以上每次10~20毫升,每日2次,用时摇匀。

(6)槐杞黄颗粒:主要成分有槐耳菌质、枸杞子、黄精。功效为益气养阴。适用于气阴两虚引起的小儿体质虚弱,反复感冒。

用法用量:开水冲服。1~3周岁每次半袋,每日2次;3~12周岁每次1袋,每日2次。

服用上述药品的注意事项:①忌食生冷油腻及不易消

化食品。②请将药品放在小儿不能接触的地方。③小儿必须在成年人监护下使用。④本品性状发生改变时禁止使用。⑤对本品过敏者禁用,过敏体质者慎用。

## 5. 调治小儿阴虚型免疫力低偏方

(1)小麦:小麦具有滋心养肝,补虚止汗,清热除烦之功效。主治心阴血虚等。

用法用量:内服,小麦煎汤,每日 30~60 克;或煮粥食之或小麦面冷水调服或炒黄温水调服。外用,小麦炒黑研末调敷或小麦面干撒或炒黄调敷。

①心气阴虚。小麦粥:小麦 50 克,粳米 100 克,大枣 15 克。将大枣洗净,用清水浸泡 1 小时;小麦洗净放入砂锅,加足量清水,煎煮 40 分钟后捞出小麦,加入大枣和淘净的粳米,先用武火煮沸,再用文火煮 20~30 分钟,以米熟烂为度。每日温热食用 2~3 次,以 5 日为 1 个疗程。

②心阴亏虚。小麦百合生地汤:小麦 30 克,百合 15 克,生地黄 20 克,生龙齿 15 克。将以上 4 味分别洗净,小麦装入布袋,扎紧袋口,一并放入砂锅,加适量清水,煎煮 40 分钟,滤取药汁,药渣再加适量清水,煎煮 35 分钟,滤取药汁,将两次药汁合并。每日 1 剂,分 2 次温服。

③心肝阴虚。甘麦大枣汤:小麦 60 克,甘草 6 克,大枣 30 克。将小麦去壳,大枣水泡、去核,与甘草一并放在锅内,加入适量清水,先用武火煎煮 60 分钟左右,以大枣熟烂为度,滤取药汁,药渣再加水适量,煎煮 50 分钟左右,滤取药

五、中医辨证调治提高小儿免疫力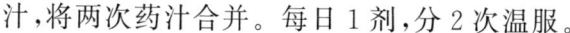

汁,将两次药汁合并。每日1剂,分2次温服。

④气虚自汗。小麦大枣桂圆汤:小麦50克,大枣30克,桂圆15克。将小麦去壳,大枣水泡、去核,桂圆去壳,一并放入锅内,加足量清水,先用武火煮沸,再用文火煎煮60分钟左右,以大枣熟烂为度。饮汤,食大枣和桂圆肉。

小麦性偏寒凉,内有寒湿者慎用。

(2)栗子白菜煲:栗子具有健脾补肾,补阴润燥之功效。把生栗子去壳,切成两半,用鸭汤适量煨至熟透,再放入白菜条200克,盐、味精各少许。

(3)牛乳补脾粥:本方出自《调疾饮食辨》《本草纲目》等。有大补阴血功效。牛乳250克,粳米100克,白糖适量。粳米淘洗干净,放入锅中,加清水煮至半熟时,再加牛乳,煮至粥成,调以白糖后进食。

(4)黄精:黄精是传统的滋补良药,其性味甘平,入脾、肺、肾三经,有滋阴润肺、补肾强身、益脾养血的作用。黄精500克,白及250克,玉竹125克,研成细粉末,炼蜜为丸如梧桐子大。温开水吞服,每次9克,每日3次。

## 6. 调治小儿脾气虚型免疫力低偏方

(1)八宝鸡汤:原料有党参、炒白术、炙甘草、熟地黄、白芍、当归、川芎、肥母鸡肉、猪肉、葱、生姜。本方有双补气血之功。

用法用量:①将党参10克,炒白术10克,炙甘草6克,熟地黄15克,白芍10克,当归15克,川芎7.5克配齐后,用纱布袋装好扎口,先用清水浸洗一下。②将鸡肉500克,猪肉150克分别去净毛渣,冲洗干净,杂骨洗净打碎,生姜洗净拍碎;葱洗净缠成小把。③将猪肉、鸡肉和药袋、杂骨放入锅中,加水适量用武火煮开,打去浮沫,加入生姜、葱,用文火炖至肉熟烂,将汤中药袋、姜、葱捞出不用,再捞出鸡肉和猪肉稍凉,猪肉切成条,鸡砍成条方形块,按量装碗中掺入药汤,加盐少许即成。

(2)党参羊肉汤:黄羊肉、党参、精盐、味精、料酒、姜丝、猪油、肉汤各适量。黄羊肉有补中益气功效,党参益血补肺、补益中气,两者相合为用,则补中益气之效更著。健康人食之能健脾胃。

用法用量:将黄羊肉250克洗净,切片。党参50克润透洗净切片。先在锅内加油、姜丝、料酒、味精、盐及肉汤,煮沸后加入黄羊肉、党参共煮至肉熟烂,调味即成。

(3)山药面:干山药、白术各30克,人参3克,面粉500克。

用法用量:山药、白术、人参研成细粉,加面粉,清水合面,斡薄切片煮食。本品有补气健脾功效,为补气健脾常用方。外感及实热病证者不宜食用本方。

(4)大麦羊肉汤:大麦100克,草果6克,羊肉50克。

用法用量:将羊肉洗净,制成肉末,备用。大麦煮汤,临熟时,加入羊肉末、草果,再加入黄酒、食盐各适量,搅拌均匀,小火继续煮至熟烂,遂停火,佐餐食用。本方温中、养胃、肥健,适用于脾胃虚弱、体弱消瘦者食用。

(5)黄芪粳米粥:生黄芪30~60克,粳米100克,红糖少量,陈皮末1克。

用法用量:生黄芪浓煎取汁,加粳米、红糖同煮,等粥将成时,调入陈皮末稍沸即可。本方补益元气、健脾养胃、利水消肿。

(6)健脾粥:芡实、山药、茯苓、莲肉、薏苡仁、白扁豆、党参、白术各6克,大米100克,糖适量。

用法用量:将前8味中药加水共煮40分钟,捞出党参与白术之药渣,再入淘洗干净的大米,继续煮烂成粥,分顿调糖食用,连吃数日。本方健脾益气,温阳利湿。

(7)党参山药猪展肉汤:猪展肉(猪小腿肉)500克,党参30克,怀山药30克,莲子(去心)60克,大枣8枚。

用法用量:①将怀山药、莲子洗净后,用清水浸半小时;党参、大枣(去核)洗净;猪展肉洗净,切块。②把全部用料放入锅内,加清水适量,武火煮沸后,文火煲2~3小时,调味服用。感冒发热者不宜用本汤。

本方补气健脾,适用小儿脾虚之体弱,食欲不佳者。

## 7. 调治小儿阳虚型免疫力低偏方

阳虚型的小儿手脚容易冰冷,面色比较苍白、怕冷,大便经常不成形。妈妈可以用党参、白术、黄芪、桂枝等中药来改善小儿体质。

(1)山药栗子粥:山药15~30克,栗子50克,大枣24枚,粳米100克。

用法:栗子去壳后,与山药、大枣、粳米同煮成粥。山药性味甘平,能补脾胃、益肺肾,尤其适用于脾肾气虚者。但一次不宜多食,否则容易食滞,造成消化不良。

(2)生姜大枣粥:鲜生姜或干姜6~9克,粳米或糯米100~150克,大枣2~4枚。

用法:将生姜洗净切碎,与米、枣同煮成粥。本方有温胃散寒、温肺化痰的作用。

## 8. 调治小儿血虚型免疫力低偏方

血虚证是由于血不足而使脏腑组织失于濡养所表现出来的症候。补血能使脏腑组织得到血液的充分濡养,使脏腑组织的功能恢复正常。可以用当归、酸枣仁、远志、川芎、柏子仁等中药来改善小儿体质。

(1)羊脂羊乳进补:羊乳250克,羊脂60克。

用法:羊乳、羊脂放入锅中,煮羹食用。本方出自《食疗本草》,方中以羊乳为主,补虚劳,益精血;以羊脂为辅佐,补虚润燥以助羊乳滋补,合用而成补虚劳、益精血之方。

(2)猪蹄补血:大猪蹄1个,松子仁、核桃仁各30克。

用法:猪蹄去净毛,入锅煮至半熟,去骨取皮,皮内装上核桃仁、松子仁及零星碎肉皮筋,卷好,外用线扎紧,再煮至烂熟时取出,待冷切片,装入盘中,佐餐食用。本方中3味原料皆有滑润肌肤的作用。猪蹄养阴血,核桃仁补肝肾,松子仁润肺养液,三物合用共奏滋养润肤之功。

(3)大枣补血:干大枣50克,花生米100克,红糖50克。

用法:枣洗净泡发,花生略煮后取花生衣,将枣与花生衣同放入煮花生的水中,加冷水适量,文火煮半小时,捞出花生衣,入红糖,溶化后收汁,作点心服食。本方益气养血,适用于血虚证。

五、中医辨证调治提高小儿免疫力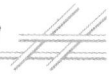

(4)山药天花粉汤:山药、天花粉各30克。

用法:将山药、天花粉同煎汤,每日分2次服完。具有补脾胃,生血功效。

(5)山药黑芝麻粉:黑芝麻250克,山药250克,制何首乌250克。

用法:将黑芝麻洗净,晒干,炒熟,研为细粉;将怀山药洗净,切片,烘干,研为细粉。将制何首乌烘干,研为细粉,与芝麻粉、山药粉混合拌匀,瓶装备用。每日2次,每次25克。服时用温开水调成稀糊状,置于火上炖熟即成。黑芝麻擅长补肝肾,益精血;山药益气健脾;制何首乌为补肝肾,益精血佳品。以上3味研粉,调成糊状食用,口感与冲服藕粉相似。本方具有健脾补肾,养血益精功效,对脾肾亏虚型贫血有明显作用。

(6)民间补血方:净母鸡,桂圆肉,荔枝肉,乌枣,莲子肉,枸杞子,冰糖,调料。

用法:净母鸡1只(约重1 250克),鸡腹部朝上放在大碗中,桂圆肉、荔枝肉、乌枣、莲子肉、枸杞子各15克置于四周,再加上冰糖30克,以及精盐、料酒、葱、姜、清水各适量,上笼蒸2小时取出,调味,撒上胡椒粉。本方补血养阴,益精明目。

## 9. 调治小儿感冒简易方

(1)风寒感冒

方1:葱豉汤。葱白2根,淡豆豉10克。用水500毫升,入豆豉煮沸2~3分钟,之后加入葱白,略煮,出锅,趁热服用,服后盖被取汗。

方2:姜葱红糖饮。生姜洗净去皮(约50克),切成碎末,放入锅内,放入两三段葱白(约长5厘米),注入水(约500毫升),大火煮沸后,转中火煮3分钟,加入2汤匙红糖(约50克,根据个人喜好可多加),再煮约2分钟,趁热服用,服后盖被取汗。

方3:神仙粥。歌诀:"一把糯米煮成汤,七根葱白七片姜,熬熟对入半杯醋,伤风感冒保安康。"此粥专治由风寒引起的头痛、浑身酸懒、乏力、发热等症,特别是患病3天内服用,即可收到"粥到病除"的奇效。趁热服下后,上床盖被,使身体微热出汗。一般连续服用3~5次,感冒就会痊愈。

(2)风热感冒:双花饮。金银花20克,山楂5克,蜂蜜30克。将金银花、山楂加水适量,用武火煮沸3分钟后,取药液入杯内,药渣再入水煎沸一次,将两次药液合并,入蜂蜜,搅拌均匀即成。随时饮用。

(3)暑湿感冒

方1:西瓜茶。西瓜皮1000克,绿茶10克,薄荷15克。瓜皮切碎加水适量,煮沸20分钟后入茶叶、薄荷,再煮3分钟,滤出液汁饮用。

方2:番茄西瓜汁。西瓜1500克,番茄250克。西瓜取瓤绞汁;番茄用沸水冲烫,剥皮去籽取汁。二液合并,随意饮用。

## 10. 什么是小儿推拿

推拿又称按摩,是人类最古老的一种外治疗法。推拿

## 五、中医辨证调治提高小儿免疫力

时主要是根据某一经络或某一脏腑的病变,从而在病变的附近或按经脉循行部位上取穴,通过手法刺激,以调整经络气血的功能,从而达到治病的目的。

小儿推拿是以中医辨证理论为基础,通过点按小儿身上穴位,达到调节脏腑、疏通经络、调和气血、平衡阴阳的作用,是改善小儿体质、提高机体免疫力的一种保健、治疗方式。小儿推拿是纯绿色疗法,可替代部分化学药品,减少化学药品的毒副作用,增强孩子机体的自然抗病能力,达到有病治病、无病保健的目的。随着现代人健康理念的更新,小儿推拿这一纯绿色疗法已经成为国际儿童保健、治疗的重要方法之一。

## 11. 小儿推拿可以起到什么作用

成年人身上有许多穴位,小儿也不例外。但小儿的经络与成年人有很大区别,所谓"小儿百脉,汇于两掌"。小儿穴位多数分布在手和头面部,少数则在躯干和下肢。通过运用适当的手法刺激穴位,就会产生各种不同的作用。小儿推拿的作用可以概括为:平衡阴阳、调和脏腑、疏通经络、行气活血和扶正祛邪。

(1)提高小儿机体各项功能:穴位与经络的治疗功能,已被现代临床医学所证实。通过刺激穴位,就可以起到调整经络气血、平衡阴阳的作用。正气自然充足,正气存内,则邪不可干,也就是抵抗力增强,得病的机会相应减少。小儿推拿具有增强免疫功能的作用,还可以保证小儿气血充盈、饮食不偏、食欲旺盛、发育正常等。

(2)缓解、解除小儿病痛：如果小儿有病，推拿小儿身体的某一部位，通过经络的联系，使其体内相应的脏腑产生相应的生理变化，从而达到治疗疾病的作用。小儿推拿治疗范围很广，对多种常见病有良好的治疗作用。

(3)未病先防：这是提高小儿免疫力的可靠方法。小儿推拿有强身防病的功能，主要体现在两个方面：①未病先防。通过小儿推拿，小儿气血调和、经络通畅、阴阳平衡、正气充足，因此可以起到不得病、少得病的功效。②防病传变。小儿得病后传变较快，易发生危急状态，小儿推拿可以起到预防发病、防止传变及发生危急病症的作用。

## 12. 小儿推拿有哪些主要特点

(1)简单易学，方便易行：小儿推拿操作简单，易学易懂，只要按照要求，遵循它的规律，几次操作练习就可以掌握基本的方法。

小儿推拿是一种自然疗法，不需要任何器械、药品及医疗设备，只是依靠家长的双手在小儿体表部位施行手法，就可以达到防治疾病的目的。它不受医疗条件的限制，随时随地都可以实施。这样不仅应用方便，而且节省费用。其次是力度小，时间短，体位方便，易操作，场地要求不高。只要有妈妈的鼓励支持，环境安静，就能完成。

(2)见效快、疗效高：小儿脏腑娇嫩，筋骨皮肉都很柔弱，手部的经脉尚未入里，加上手部的活动和摩擦都比成年

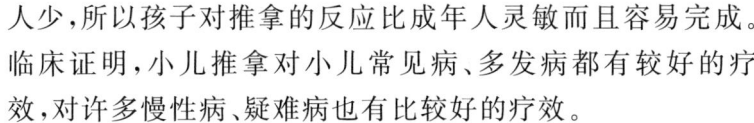

## 五、中医辨证调治提高小儿免疫力

人少,所以孩子对推拿的反应比成年人灵敏而且容易完成。临床证明,小儿推拿对小儿常见病、多发病都有较好的疗效,对许多慢性病、疑难病也有比较好的疗效。

(3)安全稳当、不易反弹:只要对疾病诊断正确,依照小儿推拿的操作方法合理进行施治,一般不会出现危险或不安全问题。应用小儿推拿疗法治疗疾病,不会出现反弹及任何并发症。

(4)没有毒副作用,利于疾病康复:小儿推拿是一种单纯的手工理疗手法,治疗中避免了某些药物中的不良反应或毒性反应,同时也纠正了药物中因剂量不适而对患者身体所引起的不良反应或危害,是一种有利无害的治疗方法,完全符合当今医学界推崇的"无创伤医学"和"自然疗法"的要求。

(5)治病去根,不易复发:慢性病复发的根本原因在于疾病所涉及脏腑或气血功能下降。推拿疗法根据中医基本理论,对于易反复发作的慢性病,都可以针对病因,通过手法施术,加强气血循环,恢复其脏腑功能,所以能达到治病去根的目的;对于急性病,其机体功能没有多大损失,又加之按摩过程注意了功能的调治,更不会遗留病根。对于身体虚弱者,不仅可以治愈已发疾病,同时也提高了免疫功能及健康素质。

(6)小儿不受痛苦,易于接受:其他疗法小儿都要遭受痛苦,就是服药,小儿也难以接受,经常给疾病治疗带来麻烦。同时,常因小儿不能与医生配合而影响疗效。应用小儿推拿疗法,小儿不会有任何痛苦感,甚至感到是一种享受,能够消除小儿在疾病治疗过程中的恐惧心理。

(7)预防保健,适于家庭:小儿推拿除了有良好的治疗效果外,还有非常好的保健功能。经常运用小儿保健推拿,可以增强小儿体质,提高小儿的抗病能力,非常适用于家庭。

## 13. 小儿推拿适宜的年龄

小儿推拿的对象一般是指6岁以下的小儿,特别是3岁以下的婴幼儿。6~12岁也可参照小儿推拿法进行,但推拿的时间及力度要增加。正如《推拿三字经》所说:"大三万,小三千,婴三百⋯分岁数,轻重当。"推拿次数及力量,应根据体质强弱、年龄大小、病情轻重而灵活运用。

## 14. 小儿推拿时应注意什么

小儿推拿治疗前必须诊断明确。孩子第一次接受推拿时,一是要先给孩子打个招呼,讲清推拿的作用和意义。二是要安静,抚慰孩子,配合医生。三是不要过饱。四是温度适宜,以22℃~24℃为宜。环境要安静,室内空气要流通。当推拿时孩子哭闹,家长要了解孩子是不是需要排便?是不是需要进食或饮水?同时应给予满足。医务人员要安慰孩子,配合家长让孩子安静下来再继续完成推拿工作。

## 15. 哪些孩子不宜推拿

(1)烧伤、烫伤、擦伤、裂伤及疖疮等伤处不能推拿。

（2）某些急性感染性疾病如蜂窝织炎、骨结核、骨髓炎、丹毒等。

（3）骨折、恶性肿瘤、出血性疾病如紫癜等。

（4）某些急性传染性疾病如手足口病等。

（5）可能会导致严重后果的疾病如川崎病等。

（6）危重病要在其他治疗进行的前提下方能推拿。

## 16. 推拿时孩子会痛吗

可以肯定地说，对于体表穴位的推法、摩法、擦法、抹法等不仅不痛，反而有一种温暖、轻松愉快的感觉，仿佛历经磨难后的回归，犹如母亲的抚慰。推拿医师的手既如母亲的呵护，又高于母亲的理智和科学。是因为他们接受过专业的学习和严格的训练，推拿医师手上的功夫是累积的，做的推拿治疗越多，功力越大，技巧越娴熟。最重要的是推拿医师能根据孩子的反应调节力度，以让孩子能接受为度。对于个别需要深透达病所的穴位，或者较胖的孩子的捏脊、会有酸麻胀困的得气感（中医术语），孩子不会描述，可能会表达为痛的感觉。对于不会表达的孩子可能只是哭，这时可以通过加快速度，将相关手法和穴位合并以尽快结束治疗。

## 17. 什么是捏脊

捏脊是推拿疗法中一种重要的操作手法。属于手法学中的捏法，是一种古老的推拿疗法。经过后世医生不断地临床实践，逐渐形成捏脊疗法。捏法有两种：阴手和阳手。

阴手就是医生手心朝下,拇指桡侧缘向前推,食指和中指向后捻动,三指同时用力提拿推捻肌肤,双手交替捻动向前推行。阳手就是捏脊时手心朝上,半握拳食指屈曲在后将肌肤向前推,拇指在前将肌肤向后捻,两指同力提拿肌肤,双手交替捻动向前推行。捏脊的部位为脊背的正中线,从尾骨部起至第七颈椎。

小儿捏脊就是用双手的中指、无名指和小指握成半拳状,食指半屈,拇指伸直对准食指前半段,然后顶住小儿皮肤,拇指、食指前移,提拿皮肉,自尾椎两旁双手交替向前,推动至大椎穴两旁。

## 18. 捏脊有哪些作用

捏脊是中医的一种治病方法,有疏通经络、调整阴阳、促进气血运行、改善脏腑功能、增强机体抗病能力的作用。捏脊疗法可以刺激人体的自主神经干和神经节,通过复杂的神经体液因素,提高机体免疫功能,并整体地、双向地调节内脏活动,从而防治多种疾病。人体背部的正中为督脉,督脉的两侧均为足太阳膀胱经的循行路线。督脉和膀胱经是人体抵御外邪的一道防线。通过捏脊疗法,可以提升人体正气,使得"正气存内,邪不可干"。

## 19. 如何对小儿进行捏脊

小儿脱去衣裤,俯卧床上,背部保持平直、放松。家长站或跪在小儿的后侧方,面带微笑,全身放松,用手轻轻抚摸小儿整个背部,使其肌肉放松,然后进行操作。两手的中指、无名指和小指握成半拳状,食指半屈,用双手食指中节靠拇指的侧面,抵在孩子的尾骨处,拇指与食指相对,向上捏起皮肤,同时向上捻动。两手交替,沿脊柱两侧自长强穴(肛门后上3~5厘米处)向上边推边捏边放,一直推到大椎穴(颈后平肩的骨突部位),算作捏脊一遍。第二、三、四遍仍按前法捏脊,但每捏3下需将背部皮肤向上提1次。再重复第一遍的动作2遍,共6遍。最后用两拇指分别自上而下揉按脊柱两侧3~5次。一般每天捏1次、连续7~10天为1个疗程。

用于保健则隔天捏脊1次即可,贵在坚持。捏脊完成后,局部的皮肤会略显潮红。此时,再用手掌在小儿背部轻轻地上下摩2~3次,帮助小儿背部放松。

## 20. 捏脊时应注意什么

(1)室温不要太冷,22℃~24℃为宜。

(2)孩子不要过饱。

(3)不要偏离直线。

(4)指甲不要过长。

(5)手温不要太冷,在捏脊前先将手搓热。

(6)瘦弱的孩子不要过量,以3~5分钟为宜,3遍即可。

(7)不要拧转肌肤,以免损伤肌肤。

(8)脊柱部位有皮肤破损,或患有疖肿和皮肤病的孩子不能捏脊;伴有高热、心脏病或有出血倾向的孩子要慎用。

## 21. 小儿推拿常用手法

（1）推法：用拇指或食、中二指指面沿同一方向运动称为"推法"。推法主要包括直推、旋推、分推3种。"直推"是在表皮进行操作，不要推挤皮下组织；"直推法"常用于"线状"穴位。"旋推"也是只作用于表皮，不得带动皮下组织；"旋推法"主要用于手部"面状"穴位。"分推"可横如直线，也可弯曲如弧线（图1）。

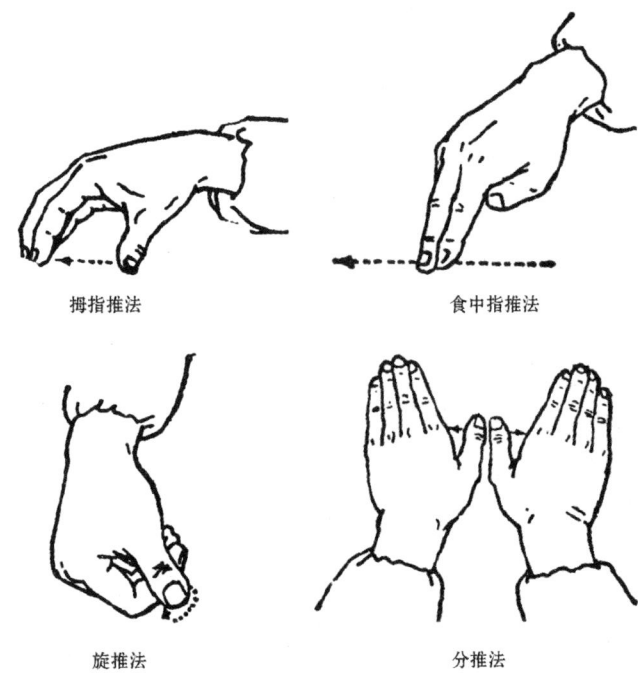

拇指推法　　　　　　食中指推法

旋推法　　　　　　分推法

图1　推　法

动作要领：①推法操作时上肢放松，肘关节自然屈曲，直推的拇指或食、中指指间各关节要自然伸直，不要有意屈曲，旋推的拇指接触面用力要均匀，不要左右不稳。总之，主要是腕、肘、肩关节和掌握关节活动要协调，方能达到轻柔着实的效果。②直推和分推时必须要始终如一，呈直线单行方向；旋推时着力面要呈螺旋形。③推动穴位时，动作须有节律性，用力均匀柔和，动作协调深透。④操作频率每分钟120～200次。

(2)拿法："拿法"是用拇指和食、中两指相对用力（或用拇指和其余四指相对用力），提拿一定部位和穴位，做一紧、一松的拿捏（图2）。拿法动作要缓和而有连贯性，不要断断续续，用力要由轻到重，不可突然用力。"拿法"刺激较强，常配合其他手法应用于颈项、肩部、四肢上的穴位和肌肉较丰满的部位。

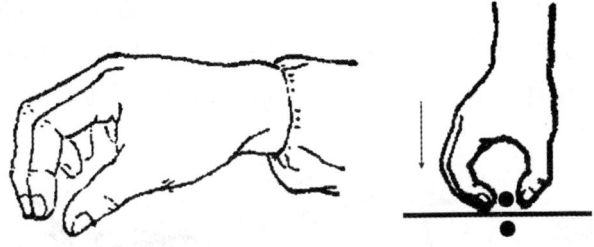

图2 拿 法

动作要领：①操作时，肩臂要放松，腕掌要自然蓄力，用拇指面着力。②拿时，提拿揉捏动作要连绵不断，用力要由轻到重，再由重到轻。

(3)按法:"按法"是用手指或手掌按压小儿的一定部位或穴位,逐渐用力向下按压。主要包括3种形式,分别为:"拇指按法"(图3)、"中指按法"和"掌按法"。"按法"是一种刺激较强的手法,常与"揉法"结合应用,组成"按揉"复合手法。"按揉"就是先按后揉,或者边按边揉。

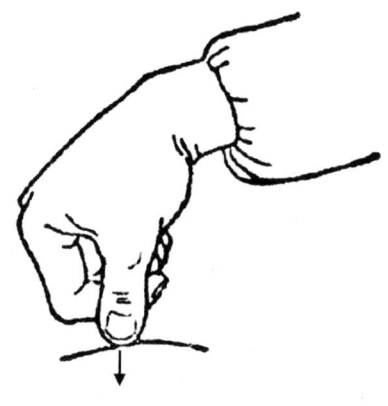

图3 拇指按法

动作要领:①指按时,手握空拳状,四指自然屈曲或放松,拇指或中指伸直,指端着力在穴位逐渐向下揿压。②掌按时,腕关节微背屈,蓄力于掌,掌心或掌根向下揿压。本法用力必须缓和渐进,切忌粗暴。

(4)摩法:"摩法"是用食指、中指、无名指和小指指腹或手掌掌面放在一定部位上,以腕关节带动前臂,沿顺时针或逆时针方向做环形抚摩,频率是每分钟摩动120次(图4)。

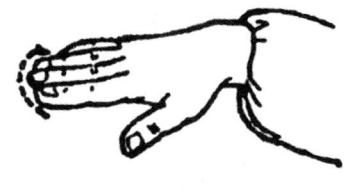

指摩法

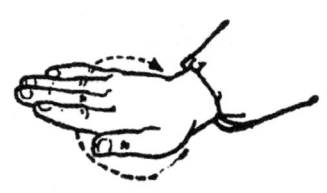

掌摩法

图4 摩 法

动作要领：①肩臂放松，肘关节微曲，指掌着力部分随腕关节主动屈伸、旋转，动作要协调。②指掌在体表做环旋抚摩时，不要带动皮下组织。③根据病情和体质，注意掌摩顺时针或逆时针方向，以达到预期的补泻疗效。④用力柔和自然，速度均匀协调，压力要大小适当。⑤操作频率每分钟120～160次。

（5）捏法（捏脊）："捏法"是用拇指、食指、中指三指轻轻捏拿肌肤，作用于背部正中，又叫"捏脊"。从长强穴到大椎穴成一直线；操作时应由下向上捏拿。捏脊有两种方法，一种是拇指在前，食指在后；另一种是拇指在后，食、中两指在前（图5）。在捏脊时每捏3～5遍后，在第4或第6遍时，每捏3次，将肌肤捏住向上提拉一次，称"捏三提一"，也可以"捏五提一"。

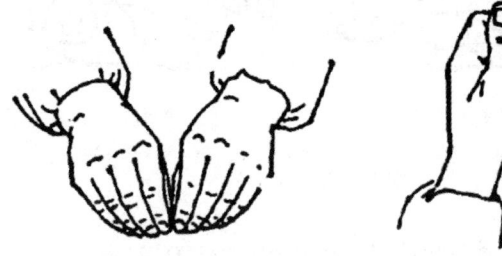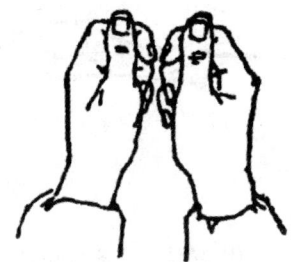

图5　捏　法

（6）揉法："揉法"是用手指的螺纹面、大鱼际或手掌，作用于一定的部位或穴位上，做环形揉动。一般以每分钟揉120～160次为宜。"揉法"分为"指揉法""掌揉法"和"鱼际揉法"。用手指的螺纹面作用于穴位做环形揉动叫"指揉法";用手掌的大鱼际作用于治疗部位做环形揉动叫"鱼际揉法";用手掌(掌根)作用于治疗部位做环形揉动叫"掌揉法"(图6)。

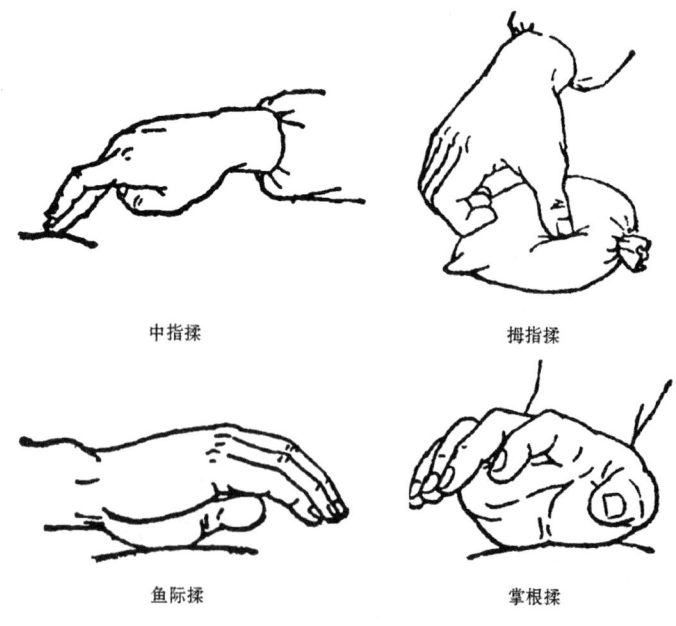

图6 揉 法

动作要领:①操作时,压力要均匀着实,动作宜轻柔而有节律性。②指揉时,以腕关节和掌指关节屈伸做旋转为主。鱼际揉和掌揉时,则以腕关节的回旋活动为主功来带动前臂,肩和上臂宜放松,吸定于穴位而不在皮肤上摩擦,要使该处皮下组织随着揉动而逐步产生微热感。③不同于旋推、摩法和运法,着力面用劲要大些。④操作频率每分钟160～200次。

## 五、中医辨证调治提高小儿免疫力

(7)掐法:"掐法"是用指甲着力重按穴位(图7)。运用掐法时要用指甲垂直用力按压重刺,不得掐破皮肤。"掐法"是强刺激手法之一,常用于点刺穴位,是"以指代针"之法。掐后常用拇指揉法,以减缓局部不适。

动作要领:①手握空拳,伸直拇指,指腹紧贴于食指桡侧。②用拇指指甲逐渐用力,垂直掐压穴位,掐时缓缓用力,切忌爆发用力。

(8)擦法:"擦法"是用手掌、鱼际或食、中指二指螺纹面着力于一定的部位,做往返的直线擦动。包括"指擦法""鱼际擦法"和"掌擦法"(图8)。

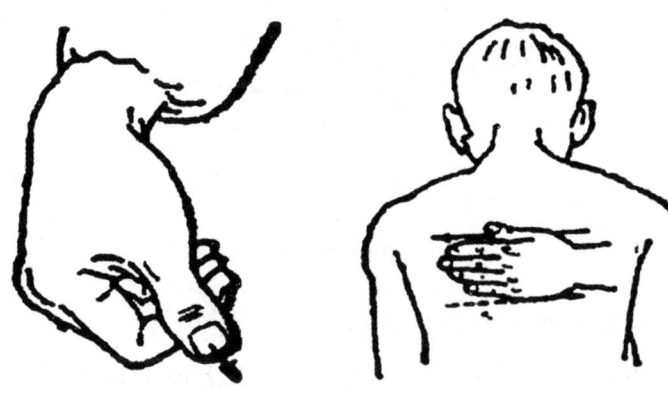

图7 掐　法　　　　图8 擦　法

动作要领:①使用擦法时,无论上下方向还是左右方向,都应直线往返,不可歪斜,往返距离要拉得长些。②着力部分要紧贴皮肤,但不要硬用力压,以免擦破皮肤。③用力要稳,动作要均匀连续,呼吸自然,以透热为度。

(9)搓法:"搓法"是用双手的掌面夹住或贴于一定部

位,相对用力做快速搓转或搓摩,并同时做上下往返的移动(图9)。可以用双掌小鱼际(手掌内侧,即近小指的一侧肌肉隆起的部分)夹住某部位做搓揉;也可以用单掌贴于某部位做单向搓摩。搓法用于上肢时,要使上肢随手法略微转动;搓法用于腰背、胁肋时,主要是搓摩动作。搓法常用于腰背、胁肋及四肢。

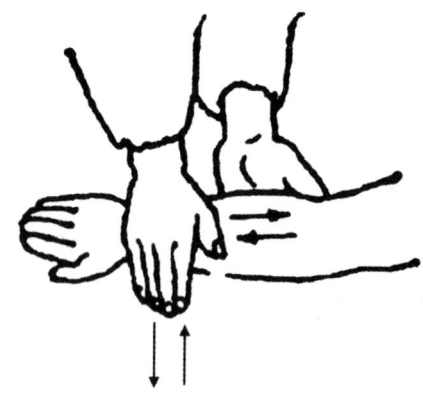

图9 搓 法

动作要领:①操作时两掌相对用力,前后交替摩动。②动作要协调,柔和,均匀,摩动快,由上向下移动缓慢,但不要间断。

## 22. 提高小儿免疫力常用的按摩穴位

(1)百会穴:百会穴位居头顶正中部,其深处即为脑组织之所在,是调节大脑功能的要穴。

取穴方法:患儿采用正坐的姿势,百会穴位于人体的头

## 五、中医辨证调治提高小儿免疫力

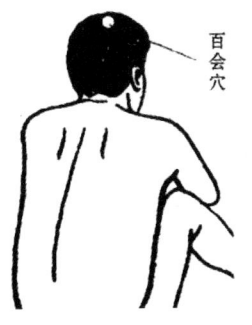

图10 百会穴

顶正中心,可以通过两耳角直上连线中点(图10)。

具体手法:用手掌按摩头顶中央的百会穴,每次按顺时针方向和逆时针方向各按摩50圈,每日2~3次。

(2)背部腧穴:背部腧穴分布在背部脊柱的两侧,脊柱旁开1.5寸(肩胛骨内缘至脊柱正中为3寸)。人体五脏六腑之气均输注于背腰部的背腧穴。轻叩击背腧穴可以调理脏腑气机,气机调顺会减少疾病的发生。要用小儿手的宽度在他的身上量取(图11)。

具体手法:用食指、中指、无名指的指尖轻轻叩击背腧穴,从上到下,反复3~5遍,两侧均如此操作。操作完后,脊柱两侧的皮肤略显潮红,再用手掌轻摩刚叩击过的部位2~3次,以放松皮肤。

(3)足三里穴:足三里穴位于外膝眼下3寸,胫骨前嵴(小腿的正面能够摸到的最高部分)旁开一横指(小儿中指的粗细)。

取穴方法:让小儿屈曲膝关节,在膝盖骨下端能摸到两个凹陷,其中外侧的凹陷叫作外膝眼,由此向下小儿4指宽度的距离即外膝眼下3寸,再从胫骨前嵴旁开小儿中指的宽度即为足三里穴所在。

具体手法:以拇指指腹沿顺时针方向按揉足三里穴,每次50下。可以健脾和胃,补益气血,理气消食。

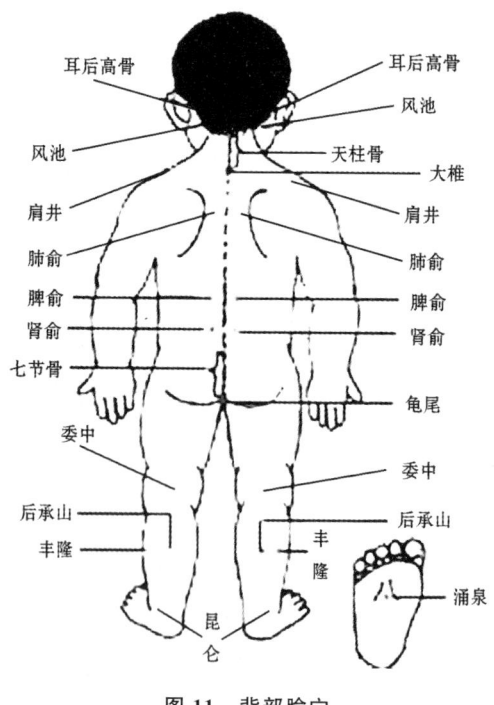

图11 背部腧穴

(4)摩腹:小儿的胃肠比较娇弱,喂养、护理稍有不当,就容易积食、拉肚子。父母平时可以经常给小儿摩腹,以调理肠胃、理气消食。

具体手法:用整个手掌或者四指指腹,放在小儿腹部做圆圈运动,顺时针、逆时针方向各5分钟。

(5)补脾经:补脾经是小儿特有的穴位,也就是一个方向揉小儿拇指有螺纹的一面(图12),每次300~500次,或3~5分钟。

(6)补肾经:"肾经"位于小指末节螺纹面(图12)。补肾经就是用拇指螺纹面着力,在孩子小指螺纹面做旋推,每次300下。

## 23. 小儿推拿常用穴位图

★手肘部

(1)脾经

【位置】 拇指末节螺纹面(图12)。

【操作】 旋推或将患儿拇指屈曲,循拇指桡侧边缘向掌根方向直推为补,称补脾经;由指端向指根方向直推为清,称清脾经。补脾经、清脾经统称推脾经。

(2)心经

【位置】 中指末节螺纹面(图12)。

【操作】 旋推为补,称补心经;由指根方向直推为清,称清心经。补心经和清心经统称推心经。

(3)肝经

【位置】 食指末节螺纹面(图12)。

【操作】 旋推为补,称补肝经;由指根方向直推为清,称清肝经。补肝经和清肝经统称推肝经。

(4)肺经

【位置】 无名指末节螺纹面(图12)。

【操作】 旋推为补,称补肺经;由指根方向直推为清,称清肺经。补肺经和清肺经统称推肺经。

(5)肾经

【位置】 小指末节螺纹面(图12)。

【操作】 由指根向指尖方向直推为补,称补肾经;向指

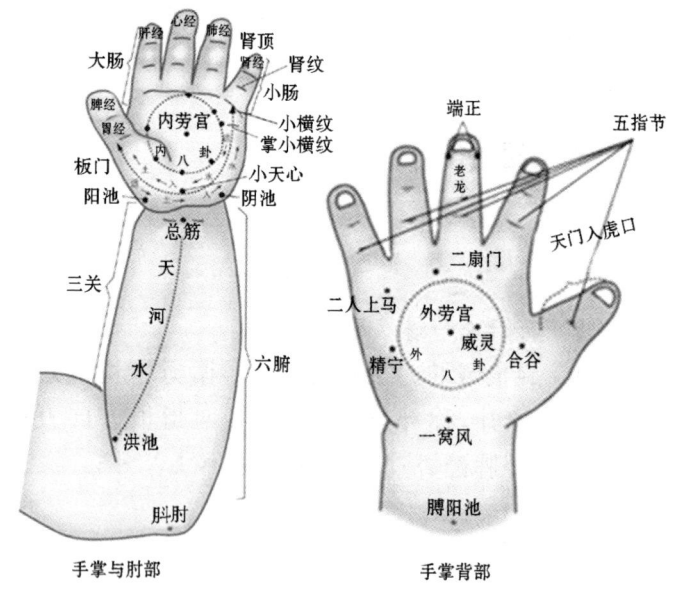

图12 手肘部穴位

根方向直推为清肾经。补肾经和清肾经统称推肾经。

(6) 大肠

【位置】 食指桡侧缘,自食指尖至虎口成一直线(图12)。

【操作】 从食指尖直推向虎口为补,称补大肠;反之为清大肠。补大肠和清大肠统称推大肠。

(7) 小肠

【位置】 小指尺侧边缘,自指尖到指根成一直线(图12)。

【操作】 从指尖推向指根为补,称补小肠,反之为清,称清小肠。补小肠和清小肠统称推小肠。

(8)肾顶

【位置】 小指顶端(图12)。

【操作】 以中指或拇指端按揉,称揉肾顶。

(9)肾纹

【位置】 手掌面,小指第二指间关节横纹处(图12)。

【操作】 中指或拇指端按揉,称揉肾纹。

(10)小横纹

【位置】 掌面食、中、无名、小指掌指关节横纹处(图12)。

【操作】 以拇指甲掐,称掐小横纹;拇指侧推,称推小横纹。

(11)掌小横纹

【位置】 掌面小指根下,尺侧掌纹头(图12)。

【操作】 中指或拇指端按揉,称揉小掌横纹。

(12)胃经

【位置】 拇指掌面近掌端第一节(图12)。

【操作】 旋推为补,称补胃经;腕横纹向指根方向直推为清,称清胃经。补胃经和清胃经统称推胃经。

(13)板门

【位置】 手掌大鱼际平面(图12)。

【操作】 指端揉,称揉板门或运板门;用推法自指根推向腕横纹,称板门推向横纹,反之称横纹推向板门。

(14)内八卦

【位置】 手掌面,以掌心为圆心,从圆心至中指根横纹约2/3处半径所作圆周(图12)。

【操作】 用运法,顺时针方向掐运,称运内八卦。

(15)小天心

【位置】 大、小鱼际交界处凹陷中(图12)。

【操作】 中指端揉,称揉小天心;拇指甲掐小天心;以中指关节或屈曲指间关节捣,称捣小天心。

(16)运水入土,运土入水

【位置】 手掌面,拇指根至小指根,沿手掌边缘一条弧形曲线(图12)。

【操作】 自拇指根沿手掌边缘,经小天心推至小指根,称运土入水;反之为运水入土。

(17)总筋

【位置】 掌后腕横纹中点(图12)。

【操作】 按揉本穴称揉总筋;用拇指甲掐总筋。

(18)三关

【位置】 前臂桡侧,阳池穴至曲池穴成一直线(图12)。

【操作】 用拇指桡侧面或食、中指指腹自腕推向肘,称推三关;屈患儿拇指,自拇指外侧端推向肘,称为大推三关。

(19)天河水

【位置】 前臂正中,总筋至洪池成一直线(图12)。

【操作】 用食、中二指指腹自腕推向肘,称清天河水;用食、中二指沾水自总筋处,一起一落弹打如弹琴状,直至洪池,同时一面用口吹气随之,称打马过天河。

(20)六腑

【位置】 前臂尺侧,阴池至肘成一直线(图12)。

【操作】 用拇指面或食、中指面自肘推向腕,称退六腑。

(21)老龙

【位置】 中指甲后1分许(图12)。

【操作】 用掐法,称掐老龙。

(22)端正

【位置】 中指甲根两侧赤白肉处,桡侧称右端正,尺侧称左端正(图12)。

【操作】 用拇指甲掐或拇指螺纹面揉称掐、揉端正。

(23)五指节

【位置】 掌背五指第一指间关节(图12)。

【操作】 拇指甲掐,称掐五指节;用拇、食指揉搓称揉五指节。

(24)二扇门

【位置】 掌背中指根本节两侧凹陷处(图12)。

【操作】 拇指甲掐,称掐二扇门;拇指偏峰按揉,称揉二扇门。

(25)二人上马

【位置】 手背无名指及小指掌指关节后陷中(图12)。

【操作】 拇指端揉,称揉上马;拇指甲掐,称掐上马。

(26)外劳宫

【位置】 掌背中,与内劳宫相对处(图12)。

【操作】 用揉法,称揉外劳宫;用掐法,称掐外劳宫。

(27)威灵

【位置】 手背二、三掌骨歧缝间(图12)。

【操作】 用掐法,称掐威灵。

(28)精宁

【位置】 手背第四、五掌骨歧缝间(图12)。

【操作】 用掐法,称掐精宁。

(29)外八卦

【位置】 掌背外劳宫周围与八卦相对处(图12)。

【操作】 拇指做顺时针方向掐运,称运外八卦。

(30)膊阳池

【位置】 在手背一窝风后3寸处(图12)。

【操作】 拇指甲掐或指端揉,称为掐膊阳池或揉膊阳池。

★下肢部

(1)箕门

【位置】 大腿内侧、膝盖上缘至腹股沟成一直线(图13)。

【操作】 用食、中二指自膝盖内侧上缘推至腹股沟,称推箕门。

(2)百虫

【位置】 膝上内侧肌肉丰厚处。

【操作】 用拇指和食、中二指对称提拿,称拿百虫,用拇指端按揉,称按揉百虫。

(3)膝眼

【位置】 膝盖两旁凹陷中(图13)。

【操作】 用拇、食二指分别在两侧膝眼上按揉,称按揉膝眼法。

(4)足三里

【位置】 外侧膝眼下3寸,股骨外侧约一横指处(图13)。

五、中医辨证调治提高小儿免疫力

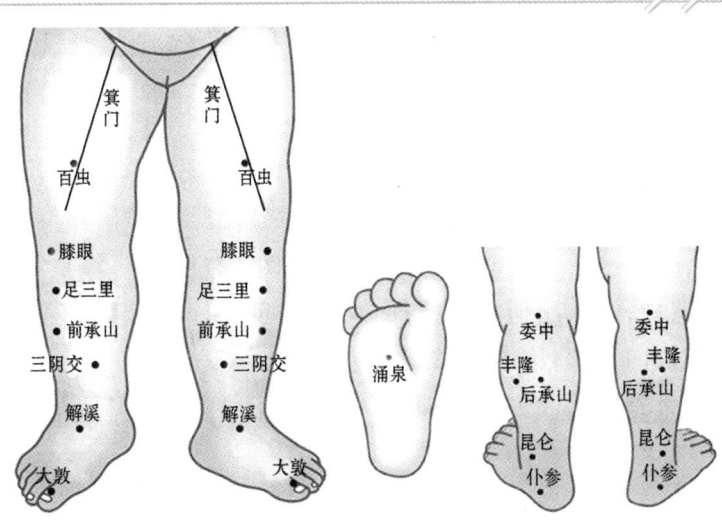

图 13　下肢部穴位

【操作】　用拇指按揉,称按揉足三里。

(5)三阴交

【位置】　内踝尖直上 3 寸处(图 13)。

【操作】　用拇指或中指端按揉,称按揉三阴交。

(6)解溪

【位置】　踝关节前横纹中点,两筋之间凹陷处(图 13)。

【操作】　用拇指甲掐,称掐解溪。

(7)大敦

【位置】　足大趾外侧爪甲根与趾关节之间(图 13)。

【操作】　用拇指甲掐,称掐大敦。

(8)丰隆

【位置】　外踝尖上 8 寸,股骨前缘外侧 1.5 寸(图 13)。

【操作】 用拇指或中指端按揉,称揉丰隆。

(9)委中

【位置】 腘窝中央,两大筋间(图13)。

【操作】 用拇指、食指拿腘窝中筋腱,称拿委中。

(10)涌泉

【位置】 足掌心前1/3凹陷处(图13)。

【操作】 用拇指端按揉,称揉涌泉,用两拇指面轮流自足跟推向足尖,称推涌泉。

★腰背部

(1)大椎

【位置】 第七颈椎与第一胸椎棘突之间(图14)。

【操作】 用中指端揉,称揉大椎。

(2)肩井

【位置】 大椎穴与肩峰连线之中点,肩部筋肉处(图14)。

【操作】 用拇指与食、中二指对称用力提拿,称拿肩井;用指端按其穴,称按肩井。

(3)肺俞

【位置】 第三胸椎棘突下,旁开1.5寸(图14)。

【操作】 用两拇指或食、中二指端揉,称揉肺俞;用两拇指分别自肩胛骨内缘从上向下推动,称推肺俞或分推肩胛骨。

(4)脾俞

【位置】 第十一胸椎棘突下,旁开1.5寸(图14)。

【操作】 用食、中二指端揉,称揉脾俞。

## 五、中医辨证调治提高小儿免疫力

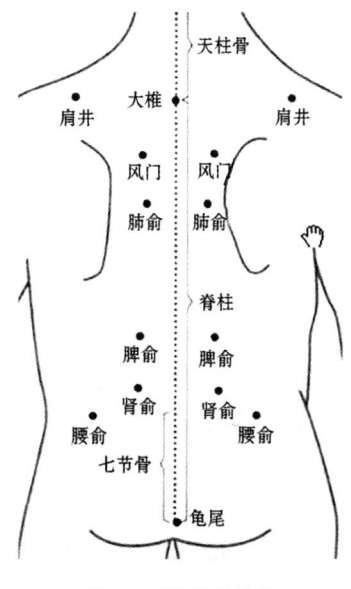

图 14 腰背部穴位

(5)肾俞

【位置】 第二腰椎棘突下,旁开 1.5 寸(图 14)。

【操作】 用食、中二指端揉,称揉肾俞。

(6)脊柱

【位置】 大椎穴至长强穴成一直线(图 14)。

【操作】 用食、中二指指面自上而下做直推,称推脊;用捏法自下而上称捏脊。每捏 3 下将背脊提 1 下,称为捏三提一法。

(7)七节骨

【位置】 第四腰椎至尾椎骨端成一直线(图 14)。

【操作】 用拇指桡侧面或食、中二指面自下而上或自上而下做直推,分别称推上七节骨和推下七节骨。

(8)龟尾

【位置】 在尾椎骨端(图14)。

【操作】 用拇指端或中指端揉,称揉龟尾。

## 24. 预防感冒的九种按摩法

自我按摩,通过手法刺激可激发身体内的免疫功能,增强抗病能力。因而使感冒发生率减少,或发生后症状减轻。预防感冒自我按摩每天早上做1遍,或早晚各做1遍。感冒流行时可多做1遍,自觉有感冒症状,如鼻塞等时,可加做1遍。

(1)搓手:取坐位或站位,两手掌相对迅速搓动,搓到发热而止。经常将双手在一起摩擦,能使手指更加灵活自如,同时对大脑也有一定的保健作用。

(2)擦脸:用搓热的两手掌擦两侧面部,先上下擦,再旋转擦,各数十次,使脸部发热而止。

(3)擦点迎香穴:先用两手中指擦鼻的两侧数十次。然后用中指尖点迎香穴,即鼻翼两旁的凹陷处。先用力点住该穴,使之有酸胀感,再慢慢揉动该穴数十次。点后有鼻子通气畅快的感觉。

(4)擦颈:用两手掌擦颈部两侧,主要以手指的掌面着力,向后擦动要快,向前擦动要较慢而用力,来回擦动数十次,使皮肤发热而止。

(5)揉大椎穴:用一手食、中两指按住大椎穴,用力按住

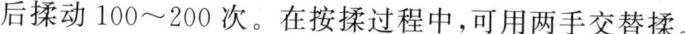

后揉动100～200次。在按揉过程中,可用两手交替揉。

(6)点揉风池穴:用两手中指点住风池穴,其他手指可挟住中指助力。先用力点住风池穴,使之有较重的酸胀感,然后用指头揉动数十次。

(7)拿肩井穴:用一手的拇、食、中三指,拇指在前,食指、中指在后,拿住肩井穴。拿肩井穴有酸胀感,提拿数次即可,两手分别拿对侧的肩井穴。

(8)点揉足三里穴:用一手食、中两指用力点住同侧足三里穴。该处肌肉较丰满,按压有酸胀感。先用力点住该穴,使之有较重的酸胀反应,然后用手指慢慢揉动数十次。再用另一只手点揉另一侧的足三里穴。

(9)拍胸背:最后用两手一前一后交替轻拍胸背部数十次。

## 25. 小儿反复呼吸道感染的保健推拿法

易患呼吸道感染的小儿平时体质较弱,对冷、热及气候变化非常敏感,稍微吹一下风,受点凉就极易感冒,且症状较重,不宜痊愈。若能经常给予下述推拿法,可增强孩子对外邪的抵抗能力,改善心肺功能,减少感冒次数或不感冒。提高小儿抵抗力。保健推拿法适合1岁以上的孩子,其主要作用是提高免疫力,增强体质,减少生病,让孩子健康成长。

方1:补肺经150次,补脾土150次,推三关150次,补大肠150次,揉肺俞150次,擦胸胁150次(胸胁位置:前胸及两胁肋)。

操作:小儿仰卧,家长以右手手掌在前胸进行横擦或直擦,擦胁肋时可双手同时在两侧胁肋做擦法。

方2:浴面10~16次。

操作:小儿正坐或站着,家长以一手手掌在小儿脸上轻轻地摩面(作洗脸状),每日或隔日1次,连续1~2个月或长期坚持。

平时可适当吃些银耳、大枣汤(可以润肺),春天时可吃些大蒜、生姜以防感冒。

## 26. 如何运用小儿推拿健脾保肺

小儿肺常不足,因肺为清虚之体,既易于受邪,又不耐寒热,故在病理上形成了肺为娇脏,难调且易伤的特点。小儿肺气之所以娇弱,主要关键在脾常不足。脾与肺为母子之脏,母病必涉及于子,脾气虚,则肺气不足,外邪最易乘虚而入,使肺失清肃而产生各种疾病;如果脾气健旺,则水谷精微之气上注于肺,卫外自固,外邪就无从而入;肺气强弱与否,实赖于后天脾胃之气,故要预防外邪的入侵,必须健脾,并及时疏解风邪。经常采用健脾保肺推拿法可以调达营卫,宣通肺气,增强身体的御寒能力,预防感冒的发生。

(1)健脾胃法:小儿取坐位,固定其左手,补脾经(拇指末节螺纹面旋推)500次,运内八卦(家长拇指指腹以小儿掌心为圆心,从圆心至中指根横纹约2/3处为半径作圆)300次,掐揉四横纹(分别位于食、中、无名、小指掌指关节屈侧的横纹处,一手有四穴)3~5分钟,掐揉足三里(髌骨下缘下3寸,胫骨前嵴外一横指处)300次。

五、中医辨证调治提高小儿免疫力

小儿取仰卧位,家长以掌心或四指并拢于腹部,按顺时针方向按摩整个腹部 500 次;小儿俯卧,暴露脊背,先用食、中两指在脊柱两侧自上而下轻轻按揉 2～3 遍,再捏脊(手沿着脊柱的两旁,用捏法把皮捏起来,边提捏,边向前推进,由尾骶部捏到枕项部)3～5 遍,最后用双手拇指在脾俞(第十一胸椎棘突下旁开 1.5 寸,即两横指)、胃俞穴(第十二胸椎棘突下旁开 1.5 寸处)等部位重按 3～5 下。

注:第十一胸椎定位是肚脐在后背对应的部位为第十四椎,往上数凸起,第三个凸起即是十一胸椎。

(2)强肺卫法:小儿取抱坐位,家长取小儿右手,分别清肺经(取无名指末节螺纹面,向指根方向直推为清)、补脾经(同上)各 500 次,揉外劳宫(握拳,中指尖下)300 次。

小儿取卧位,家长推揉肺俞(在背部,当第三胸椎棘突下,旁开 1.5 寸)、脾俞(在背部,当第十一胸椎棘突下,旁开 1.5 寸)、肝俞(在背部,当第九胸椎棘突下,旁开 1.5 寸)各 50 次,提拿肩井 3～5 次,擦风池(胸锁乳突肌与斜方肌上端之间的凹陷处)、风府(在项部,当后发际正中直上 1 寸,枕外隆凸直下,两侧斜方肌之间的凹陷中),以透热为度。

注意事项:①家长最好在医生的指导下完成,一般宜在清晨进行,每天操作 1 次,5 次为 1 个疗程。疗程间休息 3 天,可继续进行第二疗程。②平时衣着不要过于厚暖。③注意饮食,不宜过食生冷油腻之物。

## 27. 捏脊疗法防治小儿反复呼吸道感染

中医学认为小儿脏腑娇嫩,形气未充,五脏六腑功能均不足,尤其以肺、脾、肾三脏更为突出。反复呼吸道感染的病机是肺、脾、肾三脏虚损而致卫外不固,反复感邪,病性多为本虚标实,其病因病机在于正气不足,其中以表气素虚和脾胃虚弱者为多。另外,滥用药物使小儿正气耗伤,更易感邪。对人体督脉及肺、脾、肾腧穴的捏拿,能有效地培元固本,补气、健脾、强肾,补益气血,提高人体的免疫功能。

捏脊操作:在脊背的正中线,用拇指指腹与食指、中指指腹对合,夹持肌肤,拇指在后,食指、中指在前;然后食指、中指向后捻动,拇指向前推动,边捏边向项枕部推移。从尾骨部起至第七颈椎,即沿着督脉的循行路线,从长强穴直至大椎穴,重复3～5遍后,再按肺俞、脾俞、肾俞穴各20次。

一般每天捏脊1次,每月连捏3～5天,连续3个月。

## 28. 刮痧疗法提高免疫力

刮痧是中国传统的自然疗法之一,是以中医皮部理论为基础,用牛角、玉石等工具在皮肤相关部位刮拭,以达到疏通经络、活血化瘀之目的。刮痧疗法是集穴位刺激、局部按摩、药物外治于一体的中医外治疗法。经常刮痧,可起到疏通经络、调整经气,解除疲劳,增强机体自身潜在的抗病能力和免疫功能,从而达到扶正祛邪、防病治病的作用。

(1)调理脏腑,平衡阴阳:人体五脏六腑皆有其相应的皮部与穴位,不同脏腑的病变可反应于皮部的不同穴位和反应点。因此,选取不同的部位,应用不同的介质进行刮拭,可以对脏腑病变起到不同的调理作用,使阴阳得到平衡。

(2)活血化瘀,通络止痛:经络是气血运行的通道,人体肌肉、韧带、骨骼受到损伤在局部则产生瘀血,使经络气血流通不畅,若瘀血不消,疼痛不止,则出现"不通则痛"的现象。刮拭局部或相应的腧穴,可调节局部肌肉的收缩和舒张,使组织间压力得到调节,促进刮拭组织周围的血液循环,增加血流量,使经络畅通气血运行,"通则不痛",从而起到活血化瘀、通络止痛的作用。

(3)排除毒素,促进康复:毒素是人体的代谢废物和病理产物,刮痧疗法就是以"痧"的形式把毒素排出体外,刮痧过程可使局部组织形成高度充血,血管神经受到刺激,血管扩张,血液及淋巴液回流增快,吞噬作用及搬运力量加强。使机体的废物及毒素以痧的形式排出体外,组织细胞得到营养,血液得到净化,人体的抗病能力增强,从而减轻疾病,促进机体康复。

(4)自体溶血,增强免疫:刮痧出痧的过程是一种血管扩张渐至毛细血管破裂,血液外溢,皮肤局部形成瘀血斑的一种自体溶血现象。这种毒素(痧)会被体内具有免疫功能的细胞分解排出体外。这种细胞即被称为体内清道夫的淋巴细胞和吞噬细胞。经常刮痧,体内清道夫的排毒能力就会增强,可以有效快速清除病理产物。现代医学认为清除体内有害物质的过程可以激发免疫系统的功能,提高机体的应激能力和组织的修复能力。所以,通过刮痧疗法可提高机体清除异物的能力,增强免疫功能。

## 29. 提高免疫力的刮痧穴位有哪些

在中医看来,健康的人经常在背部俞穴和足三里这样的保健穴上进行刮痧,能够增强卫气,增强人的抵抗能力。如果出现了感冒症状,如打喷嚏、流鼻涕等,及时在肺俞、中府等穴处刮痧,可以将表层的邪气祛除,防止病邪更深一层地进入五脏六腑而生大病。免疫力的强弱与人体体质及疾病的侵袭相关联。下面推荐了可提高免疫力的刮痧穴位。

(1)头部百会穴:百会穴的位置在头顶正中线与两耳尖连线的交点处,是提高免疫力的穴位之一,为临床常用穴。

(2)项部大椎穴:大椎穴位于人体的项部下端,第七颈椎棘突下凹陷中。

(3)整个胸部:重点是任脉周围,从天突穴经璇玑、华盖、紫宫、玉堂、膻中穴到中庭穴,从上向下刮拭。这样可以刺激胸腺,胸腺既是淋巴器官,又具有内分泌功能,在提高免疫力中起着重要作用。

(4)腹部中脘穴:该穴位于人体的上腹部,前正中线上,为胸骨下端和肚脐连线的中点,也是提高免疫力的穴位之一。

(5)背部肾俞穴:肾俞穴位于人体的腰部,当第二腰椎棘突下,左右二指宽处。

(6)上肢合谷穴:合谷穴属于手阳明大肠经,位于手背虎口处,于第一掌骨与第二掌骨间凹陷中。

(7)下肢足三里穴:足三里穴刮痧,可调节机体免疫力、增强抗病能力、调理脾胃、补中益气、通经活络、疏风化湿、扶正祛邪。

(8)下肢三阴交穴:在小腿内侧,足内踝上3寸,胫骨内侧缘后方,正坐屈膝成直角取穴。对三阴交进行中医刮痧疗法可提高人体免疫力,防病治病,对肝、脾、肾有保健功效。

## 30. 刮痧时需要准备哪些物品

只要是边缘比较圆滑的东西,如梳子、调羹(汤匙)等,都可以用来刮痧。当然,如果长期使用或作为治疗,还是用正规的刮痧板比较好。刮痧板选用天然水牛角为材料,对人体肌表无毒性刺激和化学不良反应,而且本身是一种中药,具有清凉解毒、活血和润养作用。刮痧之前,为防止划破皮肤,还要在皮肤表面涂一层润滑剂,最好采用专门的刮痧油。如果应急的话,可以偶尔以菜油、水等代替。

## 31. 刮痧的方法和种类

(1)刮痧方法:手拿刮板,治疗时刮板厚的一面对手掌,保健时刮板薄的一面对手掌。刮拭方向从颈到背、腹、上肢,再到下肢,从上向下刮拭,胸部从内向外刮拭。刮板与刮拭方向一般保持在 $45°\sim90°$ 进行刮痧。刮痧板一定要消毒。刮痧时间一般每个部位刮 $3\sim5$ 分钟,最长不超 20 分钟。对于一些不出痧或出痧少的患者,不可强求出痧,以患者感到舒服为原则。刮痧次数一般是第一次刮完等 $3\sim5$ 天,痧退后再进行第二次刮治。出痧后 $1\sim2$ 天,皮肤可能轻度疼痛、发痒,这些反应属正常现象。

(2)刮痧的种类

①刮痧法。刮痧法又分为直接刮法和间接刮法两种。

直刮法:指在施术部位涂上刮痧介质后,然后用刮痧工具直接接触患者皮肤,在体表的特定部位反复进行刮拭,直至皮下呈现痧痕为止。

间接刮法:先在病人将要刮拭的部位放一层薄布,然后再用刮拭工具在布上刮拭,称为间接刮法。此法可保护皮肤。适用于小儿、年老体弱、高热、中枢神经系统感染、抽搐、某些皮肤病患者。

②挑痧法。是用针挑患者体表的一定部位,以治疗疾病的方法。

③放痧法。放痧法又分为"点刺法"和"泻血疗法"。

挑痧法及放痧法必须灭菌消毒后再操作,以防止感染,针刺前消除患者紧张心理,点刺时手法宜轻宜快宜浅,出血不宜过多,以数滴为宜。注意勿刺伤深部动脉。另外,病后体弱、明显贫血、孕妇和有自发性出血倾向者不宜使用。为防止晕针,患者最好采取卧位,术后休息后再走动。

④揪痧法。指在施术部位涂上刮痧介质后,施术者五指屈曲,用食、中指的第二指节对准施术部位,把皮肤和肌肉揪起,然后瞬间用力向外滑动再松开,这样一揪一放,反复进行,并连续发出"巴巴"声响。在同一部位可连续操作6~7遍,这时被揪起部位的皮肤就会出现痧点。

⑤扯痧法。扯痧疗法是医者用自己的食指、拇指提扯患者的皮肤和一定的部位,使表浅的皮肤和部位出现紫红色或暗红色的痧点。此法主要应用于头部、颈项、背部、面部的太阳穴和印堂穴。

⑥挤痧法。医者用拇指和食指在施术部位用力挤压,连续挤出一块块或一小块紫红痧斑为止。

⑦焠痧法。用灯心草蘸油,点燃后,在病人皮肤表面上的红点处烧燃,手法要快,一接触到病人皮肤,立即离开皮肤,往往可听见十分清脆的灯火燃烧皮肤的爆响声。适用于寒证。

⑧拍痧法。用虚掌拍打或用刮痧板拍打体表施术部位,一般为痛痒、胀麻的部位。

## 32. 刮痧防治小儿反复呼吸道感染

中医学认为,小儿反复呼吸道感染多因外邪侵袭,正虚邪恋,治则以扶正祛邪为主。督脉行背脊、络脑,为阳经之海。沿背脊部的督脉、膀胱经刮痧能驱邪外出;大椎穴为诸阳之会,刮痧可增强驱邪作用。刮痧大椎穴和背部膀胱经能明显提高人体红细胞免疫功能和体液免疫功能。

(1)刮痧穴位

头面部:太阳、印堂、天门。

背部:大椎、脊柱两侧膀胱经、颈部夹脊穴。

上肢:三关、六腑、天河水。

(2)操作方法:用水牛角刮痧板,凡士林油。选择合适体位,刮板与皮肤呈45°,运用腕力,用刮板后1/2刮,刮前先涂润滑剂,用刮板拉匀。操作时刮拭面尽量拉长,采用单向反复刮动,由上而下,由内而外(胸部、腹部、肩部),力量均匀、适中,视病情轻重,可见轻者皮肤鲜红,痧点散在分布,重者皮肤暗红,痧点密集成团、块状,甚至呈现紫色肿疱。其中,头面部穴位以皮肤鲜红为度,其他穴位由于患儿的反应和刮拭部位的不同,刮后未出痧的切不可强求出痧,可在重点穴位和压痛点用刮板棱角按压。刮时必须遵循"刮前刮后,阴阳对刮""宁失一穴,不丢一经"的原则。隔日1次,连续治疗1个月。

## 33. 哪些小儿不能用刮痧疗法

(1)有出血倾向的疾病,如严重贫血、再生障碍性贫血、白血病、血小板减少性疾病、过敏性紫癜、凝血功能障碍等疾病禁用刮痧疗法。

(2)极度虚弱的孩子、急性传染病、严重肝肾功能不全、全身水肿等不宜用刮痧疗法。

(3)高度神经质,神经特别紧张、对刮痧恐惧及有晕针、晕血的孩子慎用刮法。

(4)接触性皮炎、皮肤高度敏感者慎刮,传染性皮肤病如疖、痈、溃烂、黑痣处禁刮。

(5)过度饥饱、过度疲劳者慎用刮法。

## 34. 针灸哪些穴位可以增强小儿体质

针灸是通过刺激人体一定的穴位,激发经络之气,使人体新陈代谢旺盛起来,达到强壮身体、益寿延年的目的,因此针灸具有保健功效。例如,针刺足三里穴可以调整肠胃、内分泌功能;针刺心俞穴可以改善心脏供血,增加冠脉血流量;针刺风门、肺俞穴有益于上呼吸道的保健;针刺三阴交

## 五、中医辨证调治提高小儿免疫力

穴可以调整妇科、泌尿系疾病;针刺涌泉穴可以调整高血压、神经衰弱等;针刺中脘、天枢、期门穴可以治疗肝气郁结、增强消化功能等。

(1)身柱穴:身柱穴属督脉,在背后第三胸椎与第四胸椎之间。身柱穴有理肺气,补虚损,解疗毒,宁神志的功效。灸身柱穴能温补元阳,调和气血,促进青少年的生长发育。现代研究认为,灸身柱穴可以调节人的神经系统,可以防止疲劳,促进肌体体力的恢复。灸身柱穴对小儿的胃肠道疾病,有防治作用。《养生一言草》载:"小儿每月灸身柱、天枢,可保无病。"

(2)大椎穴:此穴有解表、疏风、散寒、温阳、通阳、清心、宁神、健脑、消除疲劳、增强体质、强壮全身的作用。现代研究发现,艾灸大椎穴可增加淋巴细胞的数量,提高淋巴细胞的转化率,具有提高机体细胞免疫的功能。艾灸大椎穴还能防治感冒、气管炎、肺炎等上呼吸道感染性疾病,提高机体的免疫力。

(3)中脘穴:该穴位于人体的上腹部,前正中线上,胸骨下端和肚脐连线的中点。艾灸中脘穴有利于提高脾胃功能,促进消化吸收和增强人的抵抗力,提高机体的免疫力。

(4)关元穴:位于脐下3寸处。现代研究发现,艾灸关元可使血流动力学改变,对心肌具有正性变力作用,从而使每搏指数稳定增加。艾灸关元穴还可改变动脉血氧运输量,有增加利用氧的作用,能增加机体代偿能力。

(5)气海穴:气海穴属任脉,位于腹部正中线,脐下1.5寸。灸气海穴有延年益寿、养生保健的作用。

(6)神阙穴：神阙（肚脐）穴属任脉经，又名脐中。艾灸神阙穴，有温补元气，健运脾胃，固脱复苏之功效。

(7)足三里穴：足三里穴具有调理脾胃，健运脾阳，温中散寒，补中益气，调和气血，宣通气机，导气下行，补虚强身的作用。《江间式心身锻炼法》载："无病长寿法，每月必有十日灸足三里穴，寿至二百余岁。"艾灸足三里穴能增强体力，解除疲劳，调节神经，有较强的延缓衰老的作用，是养生保健的重要方法。

(8)三阴交穴：三阴交穴是足三阴经（脾经、肾经、肝经）的交会穴，对肝、脾、肾三脏的疾病有防治作用，具有健脾和胃化湿，疏肝益肾的功能。艾灸三阴交穴对失眠、神经衰弱、脾胃虚弱等有防治作用。

## 35. 什么是耳穴疗法

耳穴疗法就是在耳朵上诊断和治疗疾病的方法。早在两千多年前的医学巨著《黄帝内经》中就有详细记载，并为历代医家所掌握。在1946年和1957年分别被美国和法国医生所证实。从此，耳穴疗法引起了世界范围的广泛关注。近几十年来，医务工作者从不同方面对耳穴疗法进行了大量的研究，使这一古老的疗法得到了发展。为了便于交流，我国在1982~1987年间，历时5年制定了《耳穴国际标准化方案（草案）》，并于1987年6月，在韩国首尔召开的"国际穴名标准化工作会议"上获基本通过。耳郭的神经、血管最为丰富，刺激耳甲郭、耳甲腔等处，有调整机体内分泌系统及内脏功能的作用。

耳穴治疗分两部分，一部分是耳操，主要用于预防保健；另一部分是耳穴贴压或埋针，如压籽法，指选用质硬而光滑的小粒药物种子或药丸等贴压耳穴以防治疾病的方法，特别适宜于老人、小儿、惧痛的患者。耳穴疗法具有适应证广，疗效显著，简便易行，省时省力，无痛或少痛等优点，还具有诊断和预防相结合的特点。

## 36. 耳穴疗法有何特点

（1）适应证广、疗效好：耳针具有调节神经平衡、镇静止痛、脱敏止痒、疏通经络、调和气血、强壮健肾等功能，所以它被广泛地应用于临床。耳郭有着丰富的神经、血管和淋巴管分布，当人体有病或即将生病时，耳郭相应部位会出现相应的反应，通过刺激这些部位，达到治疗和防病的目的。据文献统计约有200余种病症可用耳针来治疗。

（2）简便易行、花费低廉：由于绝大多数耳穴是人体解剖学名称，并且耳穴的分布排列又有一定规律，故耳针易学易记，经短期训练对一般常用的耳穴治疗方法、操作技术就能初步掌握。一些简易的毫针法、放血法、压丸法等均无需特殊设备，费用甚为低廉，更适于自我保健。

（3）副作用少：耳针是一种较为安全的治疗方法，它无刺伤内脏之虞，由于耳郭菲薄所以也无滞针、折针等现象。如若注意消毒并详细询问既往针刺治疗史的话，耳郭感染和晕针等不良反应，就可以预防或减少发生。

## 37. 耳穴按摩注意事项有哪些

（1）耳穴按摩前，须剪平指甲，以免擦破皮肤。当小儿耳郭皮肤有外伤破损、出血，或有湿疹、冻疮、溃疡者或哭闹不能安静时暂不要按摩。

（2）手法要轻重适宜，尤其开始学习按摩时不宜太过用力，应逐步增加压力。特别是为婴幼儿做耳穴按摩时，更应注意力度的控制及掌握。

（3）耳穴按摩保健是自我保健的一种方法，只要方法得当、持之以恒，对大多数人确能发挥防治疾病、增强体质的功效。但它不是能包治百病的"灵丹"，身体有病症，还需去医院就诊，听取医生的建议。

## 38. 耳穴按摩的具体手法

（1）青龙入云（耳郭正面按摩法）

方法：首先双手合掌，互搓掌心（劳宫穴）发热。然后双手十指合拢向上，用双手掌轻压双耳，从下向上摩擦耳郭正面15～20次，以全耳轻度发热发红为准。本法形如青龙飞入云霄而得名。

功效：耳郭正面弯曲，凹凸不平，分布着100多个代表人体五脏六腑、四肢百骸的穴道。透过按摩耳郭正面，能产生疏通经络、运行气血之功。从现代的研究观点来看，按摩耳郭会刺激耳郭的皮肤、肌肉，使皮肤内密布如网的毛细血管扩张，循环加速，通过血液带来的氧气和养分，首先是改善了耳郭本身的营养。与此同时,按摩的刺激作用于耳郭的感觉神经末梢,所产生的反射作用,能调节神经系统的兴奋和抑制功能;此外,按摩还能调整身体的免疫功能,并通过体液和淋巴的联系达到维持身体正常的生理功效。按摩还能调整身体的免疫功能,并通过体液和淋巴的联系达到维持身体功能正常的生理功效。

(2)猿猴摘果(提拉耳尖法)

方法:用双手拇食二指,夹捏耳朵尖端(耳尖穴)向外向上牵引提拉,手指一松一紧或一捏一放,使耳尖穴发热发红为准,一般提拉15~20次,本法形如猿猴摘果实而得名。

功效:本法具有清热解毒、平肝熄风、消炎止痛、清脑明目之功效。可用于头面五官各种发炎症状(如睑腺炎、结膜炎、咽炎、扁桃腺炎、面神经炎等)之防治,对荨麻疹、青春痘等亦有疗效。同时,耳为肾之外窍,提拉耳尖可间接牵拉整个耳郭之根部,疏通全耳经脉气血,产生健耳强肾之效用。

(3)神龟探海(耳甲腔、耳甲艇按摩法)

方法:以食指指尖或指腹(指甲修平)按摩耳甲腔、耳甲艇各内脏穴道分布区。本法有如神龟探海而得名。

功效:耳甲腔相当于胸腔部,有心、肺、气管、脾、口、食道、贲门、内分泌、三焦等穴分布。按摩此处能宁心安神,防治神经衰弱、气管炎,预防感冒及强化心、肺功能之作用。

(4)二龙戏珠(耳屏按摩法)

方法:以拇指伸入外耳道口,托住耳屏的内侧面,然后食指与之相对的放在耳屏外侧面,食指旋转摩擦耳屏外侧面15~20次。耳屏亦称"耳珠",双手指同时按摩耳屏时,形如二龙戏珠而得名。

功效:二龙戏珠按摩法主要刺激耳屏外侧面的外鼻、肾上腺穴,以防治感冒和急、慢性鼻炎。

(5)黄蜂入洞(外耳道口按摩法)

方法:以双手食指插入外耳道口,指腹向前、向下、向后、向上,做接近360°环形旋转摩擦外耳道口15~20次。

黄蜂入洞法所刺激之穴道包括耳屏内侧面的咽喉、内鼻穴,以及屏间切迹的三焦、内分泌穴和气管穴及外耳道口后上方之穴,本法之实施,形如黄蜂钻入洞穴而得名。

功效:本法通过对上述穴道之刺激,能产生防治口腔、鼻、气管、咽喉等疾病之功用,还具有调节五脏六腑及内分泌系统之功能。

## 39. 穴位埋线与免疫力

穴位埋线是针灸学中的一个治疗方法,是将可吸收的羊肠线通过埋线针埋植在穴位里,随着时间的延续,羊肠线被周围组织吸收而起到治疗疾病的作用。羊肠线刺激经络穴位后,体内肌肉合成代谢升高,分解代谢降低,肌蛋白、糖类合成增高,乳酸、肌酸分解降低,从而提高了肌肉的营养和代谢。羊肠线的刺激作用还能提高机体免疫力,增强抗病能力,并能改善血液循环。

羊肠线作为一种异性蛋白,可诱导人体发生变态反应,配合抗体、吞噬细胞来破坏、分解、液化羊肠线,使之分解为多肽、氨基酸等。羊肠线在体内软化、分解、液化、吸收,对穴位产生生理生化刺激作用时间长,可长达15~20天,从而弥补了针刺治疗时间短、就诊次数多、疗效难巩固的缺点。

穴位埋线疗法不仅可以对机体产生长久刺激,延长针刺效应,使组织器官的活动能力改善,同时持续不断的刺激可以向大脑反馈促通信息,形成一种复杂持久而柔和的非特异性刺激冲动。

## 40. 肺气虚患儿如何采用灸法提高免疫力

(1)竹罐隔盐灸法

取穴:神阙、肺俞、合谷、大椎、风门。

操作:取内径为4～6厘米,高3厘米的毛竹罐1只,一头用4层纱布覆盖,松紧带扎紧,然后在竹罐内置入食用盐1～2厘米厚,再在盐上面放置底部直径约为3厘米,高约2厘米的锥形艾炷1壮,将炷尖点燃1分钟后,将该竹罐置于上述腧穴上,两组轮换灸之,以皮肤潮红为度,每日1次。

(2)温和灸法:肺在五行属金,脾在五行属土。土为金之母,金为土之子,培土生金为母子取穴法,即用五行有序的递相资生、助长和促进的相生关系,补益脾气,增进小儿的运化功能,化气以充肺提高免疫力。

取穴:中脘、脾俞、足三里、三阴交。

操作:温和灸,每日1次,每次每穴灸10～15分钟。

## 41. 肺气虚患儿如何采用物理疗法提高免疫力

(1)远红外线照射法:远红外线照射大椎、风门、肺俞、身柱等背部腧穴,符合"长令背暖,不可使露",以防外邪侵袭的道理。身柱为督脉经穴,有宣肺平喘之功,《养生一言草》中有小儿的防病保健身柱灸的记载:"小儿每月灸身柱、天枢,可保无病。"

取穴:大椎、风门、肺俞、身柱。

操作:用远红外线照射以上腧穴,每次20～30分钟,每日1次。

(2)激光照射法:可促进消化功能,对胃肠起良性作用。

取穴:神阙、脾俞、足三里、三阴交。

操作:用 HeNe 激光照射穴位。激光波长 623.8～650 纳米,输出功率 1 520 兆瓦,每个穴位每次照射 20 分钟,每日 1 次,10 次为 1 个疗程。

## 42. 肺气虚患儿如何采用穴位贴敷疗法提高免疫力

古人在应用针灸预防疾病时,特别强调介入时机。适宜的介入时机,能对针灸防病保健效果产生重要的影响。小儿肺卫不固,易在冬春寒冷的季节和天气骤然变化之时发病,故先时而治常在夏天或冬天,即所谓的"冬病夏治""春病冬治"。

取穴:大椎、肺俞、膏肓俞(双)、膻中。

操作:药物组成:白芥子 30 克,甘遂 15 克,细辛 30 克,丁香 15 克,肉桂 15 克。上药共研细末,用姜汁调成膏状,做成 1 分硬币大小的药饼,备用。敷贴前,用温水将穴位局部洗净,或用酒精棉球擦拭干净,然后将药饼敷贴在上述穴位上,用胶布固定。

一般每次贴敷 2～6 小时,但也要视小儿感觉而定,如果敷贴后局部有烧灼疼痛难忍感,可提前揭下,如果局部只是温热、发痒等感觉,则可多敷贴一段时间。敷贴时间选盛夏季节的"三伏天",头伏、中伏、末伏各贴 1 次,一年共敷贴 3 次,连续敷贴 3 年为 1 个疗程。由于夏季天气炎热,汗水较多,要及时观察是否脱落,若脱落要马上予以补贴。

## 43. 肺气虚患儿如何采用耳针疗法提高免疫力

取穴:肺、枕、肾上腺、皮质下。

操作:于夏天用王不留行粘贴于以上耳穴,双耳交替贴压,每天按压 2～3 次,每次按压 2～3 分钟。可以宣肺理气,清热解表,止咳平喘,提高免疫力。

## 44. 什么是足疗

足部是人体的"第二心脏",是人体的阴晴表,能够很准确地反映人体的健康状况。足疗就是运用中医原理,集检查、治疗和保健为一体的无创伤自然疗法,包括热水足浴法、中药足疗法和足部按摩法。

中医历来就非常重视足部的保健与治疗。人体的五脏六腑在脚上都有相应的投影,连接人体脏腑的 12 条经脉,其中 6 条起于足部,脚是足三阴之始,足三阳之终,双脚分布有 60 多个穴位与内外环境相通。如果能坚持睡前用热水洗脚,能刺激这些穴位,促进气血运行、调节内脏功能、舒通全身经络,从而达到祛病驱邪、益气化瘀、滋补元气的目的。

现代医学认为,脚部有无数的神经末梢与大脑紧密相连,与人体健康息息相关。热水洗脚是一种浸浴疗法。洗脚时,水温以40℃～50℃为宜,水量以淹没脚踝部为好,双脚浸泡5～10分钟。同时,用手缓慢、连贯、轻松的按摩双脚,先脚背后脚心,直至发热为止。这样能使局部血管扩张,末梢神经兴奋,血液循环加快,新陈代谢增强。如能长期坚持,不仅有保健作用,还对神经衰弱引起的头晕、失眠、多梦等症状有较好的疗效。如在浴水中加入某些药物,还能防治感冒、脚疾、冻疮和关节痛等。足疗涌泉穴还有补肾的作用。我国民间素有"睡前一盆汤"的习惯做法,和"春天洗脚,升阳固脱;夏天洗脚,除湿祛暑;秋天洗脚,肺润肠濡;冬天洗脚,丹田温灼"的说法。因此,经常用热水洗脚,能增强机体免疫力和抵抗力,具有强身健体、延年益寿的功效。

## 45. 小儿足部按摩有什么作用

小儿足部按摩,是以中医基础理论为指导,以手法刺激小孩足部反射区为手段,以预防、治疗儿科常见病症及小儿保健为目的的一种中医外治法。通过刺激小孩足部反射区,调整机体阴阳气血、调理脏腑功能,以治疗小儿疾病和进行小儿保健,可以让小儿少吃药、不吃药,减少药物对小儿内脏等器官的损害。小儿足部按摩疗法更能促进身体及神经系统的发育,保证小儿气血充盈,饮食不偏,食欲旺盛,发育正常,开发小儿智力,帮助孩子健康成长,符合当今医学界推崇的"无创伤医学"和"自然疗法"的要求。现代医学研究也显示,经常给孩子按摩足部,刺激足部反射区,不仅能够有效调整各脏腑的功能,增强小儿体质,提高小儿的抗病能力,也使其生病的机会相应减少。

足底是人体所有身体器官的反射区,所以身体出现的很多状况都与脚息息相关。例如,天凉的时候,孩子光着脚丫在地上跑,清鼻涕一会儿也会跟着跑出来。不少有经验的妈妈此时会给孩子穿上鞋袜,脚暖了,鼻涕也就止住了;如果对有感冒鼻塞症状的孩子,给他泡个热水脚也可以起到缓解的作用;孩子消化不良、头疼脑热等,给予适当的足部按摩,还能祛病防病。

通过足部按摩刺激小孩足反射区,治疗多种小儿先天不足与后天失调疾病能起到很好的效果。特别是对婴幼儿发育迟滞、早期脑瘫的治疗,疗效显著。

## 46. 小儿足部按摩的基本手法

(1)用拇指以外的四指的指腹绕着小儿的脚踝抚摩。一只手托住脚后跟,另一只手的拇指向下抚摩脚底。然后,把四个手指聚拢放在小儿的脚尖,用拇指抚摩脚底。拇指按摩脚底时可以稍微加一点儿力,其他手指不能用力。

(2)用拇指以外的四个手指的指肚,沿脚跟向脚趾方向在脚底按摩。按摩时要稍稍用力,保持手法的平稳。每次按摩到脚趾时,手指迅速回到脚跟,根据上述步骤继续下一次按摩。

(3)从小趾开始,依次轻轻转动并拉抻每个脚趾。

## 47. 小儿足部按摩应注意什么

小儿足部按摩的手法、方向和轻重都有讲究,所谓健康始于足下,足疗功在手法,如果按摩不当,轻则没有疗效,重则会出现头晕、呕吐等症状,所以家长给孩子做足部按摩前,最好咨询专业医生,不能自己胡乱捏、搓小儿的脚丫。

按摩时最好先把全脚都粗略地按摩一遍,把脚按摩得有些发红、发热就可。对于小孩,双脚累计按摩 20 分钟即可。由于孩子皮肤嫩、较敏感,因此按摩的手法要轻些,一般用拇指的指腹就可以了。按摩的力度对疗效很重要。力度小,没感觉,也不会有效;如果力度太大会疼痛,使孩子不愿配合,下次也不肯按摩了。因此,力度要使孩子有些痛,但应可以接受,下次还愿按摩为宜。按摩时还应擦一些润肤油,便于保护皮肤。

(1)室温要恰当:室温最好在 25℃~28℃ 之间,因为太冷小儿不但容易感冒,还容易紧张。

(2)按摩高度要适中:可以在桌面或地板上按摩,注意高度要调好,使小儿及术者都觉舒适的位置为适宜。

(3)要铺毛巾:小儿在按摩时,在桌上或床上先铺上柔软的毛巾,再让其躺着按摩。

(4)注意小儿情绪:在按摩时一定要注意小儿的表情和情绪,如果小儿很舒服的话,按摩时间不限制,但如果孩子看起来不舒服,就要立即停止按摩。按摩最佳时机,就是当他眼睛看起来又亮又有神,逗弄他会笑的时候。建议可以

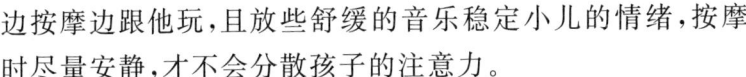

边按摩边跟他玩,且放些舒缓的音乐稳定小儿的情绪,按摩时尽量安静,才不会分散孩子的注意力。

(5)光线不要直射:按摩时的光线不要太亮,尽量不要直射眼部,最好是用反射光线,如此会让孩子有安全感,按摩时舒服又开心。

## 48. 小儿中药足疗的使用方法

(1)药水浸泡次数:每日1次。

(2)最佳浸泡时间:饭后30分钟以后。

(3)操作:将小儿的双脚踝部以下置于36℃~40℃的足疗药水中浸泡,家长可在药水中抚揉小儿双足。

(4)浸泡时间:因年龄差距,浸泡时间略有不同。出生15天~2个月,浸泡4分钟;2~6个月,浸泡6分钟;6个月~1岁,浸泡8分钟;1~4岁,浸泡10分钟;4~7岁浸泡12分钟;7岁以上浸泡15分钟。如果浸泡期间水温过低,孩子会有不适感,可以加温后再泡。

(5)小儿中药足疗注意事项:皮肤破损者禁用;足疗药水在试温后方可使用;足疗药水不可内服;足疗药水变质后不可使用。

## 49. 中药足疗防治小儿反复呼吸道感染

药方:黄芪20克,白术20克,升麻20克,柴胡20克,陈皮20克,甘草15克,潞党参20克,当归20克。每日1剂,每剂煎500~600毫升,倒入盆内,待水温适中后,将患儿双足放入盆内浸泡10～15分钟,浸后把双足揩干,4小时后原药再煎1次,如上法再浸双足,连浸60天。

方中黄芪为主,大补肺气;潞党参、白术、甘草补脾益气;升麻、柴胡升举清阳;陈皮理气;当归补血。可治阳虚外感。

## 50. 什么是脐疗

肚脐,中医称之为神阙穴,是全身361个穴位中唯一看得见、摸得着的穴位,其特殊性及与全身的广泛联系,被称为"先天之结蒂,后天之气舍""五脏六腑之本,元气归藏之根"。神阙穴是任脉上的腧穴,具有温通阳气、健脾和胃、强壮祛病、养生延年的功效,广泛应用在内、外、妇、儿等科疾病的治疗上。现代研究也表明,穴位及经络都与神经末梢、神经束、神经节有着密切关系。这也就是脐疗能促进人体神经、体液调节,从而改善组织器官功能的道理所在。

脐疗是中医外治疗法的一种,是祖国医学的宝贵遗产之一,它以中医经络学说为理论基础,根据不同病症的需要,选择相应的药物制成一定的剂型,填敷脐中或在脐部进行艾灸、拔罐、按摩或热熨等物理刺激,通过药物对脐部进行的刺激作用,激发经气,疏通经络,促进气血运行,以调整人体脏腑的功能,协调人体阴阳,扶正气,去邪气,从而达到防病治病的目的。

## 51. 脐疗的效应

脐疗的治疗机理是中医经络理论与药物刺激、渗透、激发相结合的产物。它通过药物在脐的刺激作用和生物化学变化,将其刺激信息和渗透效应传入体内,以激发机体内部的"生理应激系统",达到"疏其血气,令其条达",平衡阴阳,治疗疾病的目的。

(1)刺激效应:脐疗作为一种穴位施药方法,同样可以起到刺激效应而预防和治疗疾病,神阙穴的重要生理功能决定了它与内脏联系的广泛性,敷脐的药物大都是辛温香燥,具有走窜性能,而达到产生强烈刺激的目的。刺激效应的产生激发了人体内自身免疫功能,增强了代谢和修复的能力,从而起到协调脏腑,调和气血,疏通经脉的作用。

(2)渗透效应:根据病情选用合适的药物填入脐中后,借助药物产生刺激效应,通过神经反射作用,使药物分子进入血液循环,渗透于全身各脏腑组织器官,起到调节脏腑虚实,平衡阴阳,调和气血的目的。

(3)应激效应:当穴位的刺激,药物的渗透达到一定极限后,机体可产生非特异性良性刺激,激发了机体内部的"生理应激系统",通过神经-体液的一系列调节,使机体预防免疫功能增强,新陈代谢加快,从而促使疾病加快痊愈。

脐部用药的机理在于药物作用于脐部,刺激了局部末梢神经和微细血管,通过神经系统的反射与传导,调节了机体自主神经的功能,改善了内脏及组织的生理活动和病理变化,提高了机体的免疫力和抗病能力。

## 52. 脐疗的具体操作方法有哪些

脐疗的方法多根据经典医书《针灸甲乙经》而来,包括拔罐、药物贴脐、滴脐、敷脐、温脐等法,但禁止针刺,以免发生感染。

(1)拔罐法:肚脐拔火罐能回阳固脱,治疗长年不愈的腹泻;能扶正祛邪,治疗风寒型感冒;活血祛风,以治疗顽固性荨麻疹;调和中下焦,疏通胃肠气机,治疗肚脐周围痛及腹痛。拔罐操作简便,易于掌握,但拔罐时间不宜过长,特别是寒湿型体质患者容易出现水疱,所以每次以10~15分钟为宜。

(2)灸脐法:重灸神阙穴,有起死回生的效果。一般用艾灸或隔姜、隔附子饼灸10~30分钟,能温中散寒、温补下焦,治疗虚寒腹痛,脾胃虚寒引起的呃逆、反胃、呕吐及脾肾阳虚导致的腹泻、水肿等。

(3)敷脐法:神阙穴与任、督、冲、带脉相通,因此用药敷肚脐能通过全身各经脉发挥作用。贴敷肚脐的药物多为辛香药物,可以迅速渗透,到达组织及微循环,获得调和阴阳、治疗疾病的目的。例如,敷黄连粉、牛黄粉能退热;敷砂仁、枳实能治疗消化不良。

(4)滴脐法:是将药物化为水液,滴于脐中,与敷脐异曲同工。

## 53. 小儿中药敷脐疗法如何操作

小儿中药敷脐疗法是将药物加工后置放于患儿脐部的一种外治方法。选方用药与内治法相同,唯给药途径改口服为敷脐,对儿科病症尤为适宜。其操作方法如下:

(1)根据不同病症,配齐药物。将药物捣烂、切碎或研细备用,取适宜的赋形剂调制剂。

(2)患儿取仰卧位,先将脐部及周围用温热水擦洗干净,再用毛巾热敷1～2分钟,使局部充血,随即将药末或药饼、药糊等填敷脐中,用胶布或绷带包扎固定。

(3)用热水袋隔衣于脐部热熨半小时,以助药力内行。

(4)夜敷晨取,一般以12小时为度。

## 54. 小儿哪些常见病可用脐穴贴敷疗法

(1)小儿反复扁桃体发炎:细辛10克,研末备用。用时每次取2～3克,用温开水调成丸,敷于肚脐窝部,外用胶布固定,每3日换药1次,3次为1个疗程。

(2)小儿流涎:吴茱萸10克,研细末备用。用时每次取2～3克,用蜂蜜调成膏状,敷于肚脐窝部,胶布固定,每日换药1次,5次为1个疗程。

(3)小儿咳嗽、支气管炎:吴茱萸15克,研细末备用。用时每次取2～3克,用醋调成膏状,敷于肚脐窝部,胶布固定,每日1次,5次为1个疗程。

(4)口疮:细辛6克,研末,以米醋调成糊状,敷脐中,12小时更换1次,连敷4～5天。

(5)夜啼:朱砂6克,五倍子6克,共研细末,蜜制成饼,贴敷脐中,绷带胶布固定,12小时更换1次,7天为1个疗程。

(6)盗汗:五倍子、生龙骨各10克,朱砂6克。先将前2味药共为细末,朱砂另研后混匀装瓶,备用。每次3克,热醋调糊,敷于脐中,上用纱布覆盖,胶布固定,睡时敷贴,次日起床去药,3天为1个疗程。

注意事项:①干药研为细末,如为新鲜湿润的药物,可直接捣烂如泥,做膏剂用。②将小儿脐部洗净擦干,然后将配制好的药物置入脐中,用胶布或纱布覆盖固定。③根据病情,或1~2天换药1次,或3~5天换药1次。④敷脐后如局部有皮疹痒痛,应暂停用药3~5天。⑤可配合足部按摩、推拿、艾灸、拔罐等疗法同时治疗,以提高疗效。

## 55. 穴位贴敷防治小儿反复呼吸道感染

(1)穴位贴敷:将白芥子(微炒)3份,延胡索5份,甘遂2份,细辛2份,黄芪5份,白术3份,肉桂1份,丁香1份,混合,研为细末,加鲜姜汁调成膏状,制成1厘米×1厘米大小,厚度为3毫米左右的方形药块,取风门(双)、肺俞(双)、脾俞(双)、关元穴,将药块贴于穴位上,外用6厘米×6厘米大小的胶布固定。

通常6岁以下贴敷1~2小时,6岁以上贴敷2~6小时,以贴药处皮肤潮红为度,每周1次,4次为1个疗程,休息10天后再治疗1个疗程,皮肤敏感者可适当减少贴敷时间。

(2)三伏(三九)贴治疗:冬病夏治是中医最具特色外治法中的一种,是根据患者的病情和体质,在"三伏天"乘伏天阳气最旺盛、人体经络疏松之时。应用辨证取穴和《易经》中"子午流注,适时开穴"的方法选取穴位贴敷,通

## 五、中医辨证调治提高小儿免疫力

过药物贴敷手段以达到调节人体脏腑功能,增强抵御疾病能力的作用。运用药物调节,配合季节变化,使人体"阴阳"达到自然的平衡,起到增强自身抵抗力,使疾病缓解的目的。

方1:取双侧的肺俞、定喘、膈俞穴。贴敷用药主要有白芥子、细辛、甘遂。上述药物共研为细末,用鲜姜汁调成糊状,均匀地涂在纱布上,用胶布固定在穴位上。2~4小时取下。每年夏天从入伏开始,每伏贴1次,连贴3次为1个疗程。

方2:取肺俞(双)、膏肓俞(双)、定喘(双)、天突穴。药物组成为白芥子3份,细辛2份,甘遂1份。烘干磨粉,用50%新鲜生姜汁调成稠糊状,做成直径为2厘米、厚约0.5厘米大小的药饼,备用。将做好的药饼置于穴位上,用5厘米×6厘米或9厘米×10厘米大小的木浆纤维敷料固定,贴敷2~6小时。于每年夏季三伏进行贴敷,初、中、末伏各贴药1次。

方3:取肺俞、大椎、大柱、风门、脾俞、肾俞、膏肓俞、膻中、天突、足三里等穴。

药物为白芥子、延胡索、细辛、甘遂等研细末,备用。贴敷时用姜汁将药末调成膏状,做成直径0.6厘米的药饼。贴敷方法:取上述穴位3~5穴,常规消毒后,将药饼用胶布贴于指定穴位上,根据小儿耐受程度,每次贴15~20分钟。贴敷时间为每年农历一伏、二伏、三伏的第一天,贴1次;每年农历一九、二九、三九的第一天,贴1次,每年1个疗程。贴敷后,局部皮肤出现灼热、红肿、奇痒、起疱等需及时取下。

贴后禁食辛辣、生冷、肥甘、厚味；戒食鱼虾等易致敏食物；禁吹空调、洗冷水浴等。

(3)中药辨证穴位贴敷：外治中药为白芥子、皂荚、五倍子、肉桂，均为颗粒剂型。使用时用白醋调成糊状，涂在纱布块上，贴于相应穴位上，胶带外固定即可。

方1：体质为痰湿内蕴者，使用白芥子、皂荚各5克，穴位选用双侧肺俞穴，隔日1次，白天使用。

方2：体质为气阴不足者，使用五倍子10克，穴位选用神阙穴，隔日1次，白天使用。

方3：体质为阴虚火旺者，使用肉桂5克，穴位选用双足涌泉穴，隔日1次，睡前使用，1个月为1个疗程。